Marion Grillparzer
Martina Kittler
Fotos: Fotos mit Geschmack

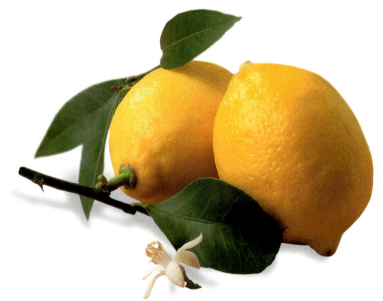

# GLYX

## DER 4-WOCHEN-POWER-PLAN

▶ Schlank und gesund mit der GLYX-Formel
▶ Blitzschnelle Rezepte für jeden Tag

# Der 4-Wochen-Power-Plan

Haben Sie die GLYX-Vorratsliste kopiert? Dort tragen Sie ein, was fehlt. Denken Sie immer auch an die folgenden Tage.

# INHALT

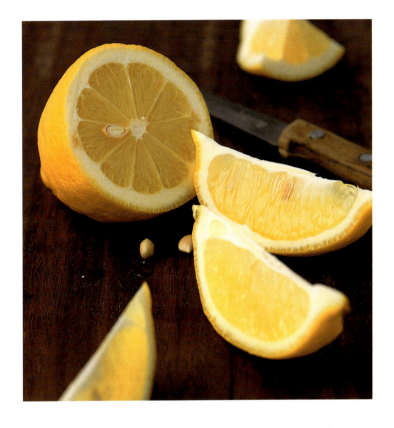

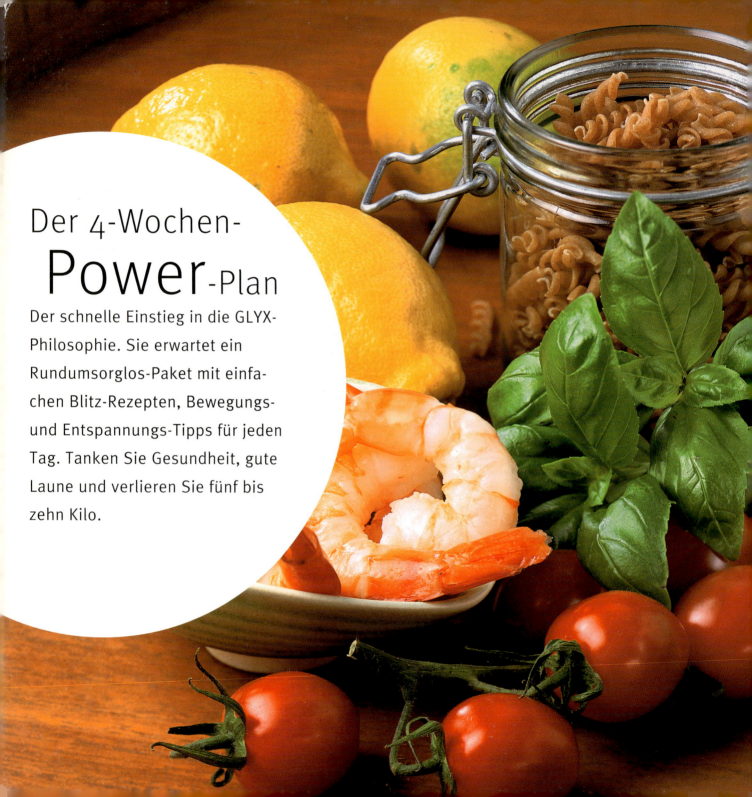

# Der 4-Wochen-
# Power-Plan

Der schnelle Einstieg in die GLYX-
Philosophie. Sie erwartet ein
Rundumsorglos-Paket mit einfa-
chen Blitz-Rezepten, Bewegungs-
und Entspannungs-Tipps für jeden
Tag. Tanken Sie Gesundheit, gute
Laune und verlieren Sie fünf bis
zehn Kilo.

# Der Powerplan

## ... das erwartet Sie

In den folgenden vier Wochen geht es um mehr als um das, was auf dem Teller liegt: Sie entgiften, Sie entspannen, Sie bewegen sich, Sie machen ein Rundum-Wohlfühl-Programm – mit Mini-Aufwand.

Das erwartet Sie:

- Ein Auftakt-Wochenende, mit dem Sie entgiften. Sich dafür bereitmachen, Ihre Batterien zu füllen. Gesundheit zu tanken – und ganz nebenbei abzunehmen.
- Blitz-Rezepte, die unter der Woche in weniger als 20 Minuten gekocht und schnell eingekauft sind, weil Sie nämlich nur 3, 4 oder höchstens 5 Grundzutaten brauchen.
- Sinnen-Rezepte: Am Wochenende möchten wir Sie in eine Küche des Genusses einladen. Eine fröhliche Küche, in die Sie ein bisschen mehr Zeit stecken. Wir hätten gerne, dass Sie Kochen nicht nur als »Notwendigkeit« sehen, sondern als Entspannung. Als ein Sinnen-Erlebnis. Als Wertschätzung, die »Essen«, das wichtigste Bedürfnis nach Schlaf, verdient.
- Austausch-Rezepte: Wenn Sie im Restaurant oder in der Kantine essen, beachten Sie unseren Spezial-Tipp auf Seite 55. Oder Ihnen sagt ein Rezept so gar nicht zu, dann tauschen Sie es einfach gegen das eines anderen Tages aus.
- Rundum-Wohlfühl-Programm: Durch die 28 Tage begleiten Sie nicht nur tolle Rezepte, sondern auch viele Tricks aus den Erfahrungs-Schatzkisten »Entspannung«, »Gesundheit«, »Bewegung«, »Schönheit«.
- Alles, was das Leben leichter macht: Einkaufsratschläge, Vorratslisten, kleine Selbermach-Highlights von GLYX-Brot bis Antipasti fürs Büro.
- Minimal-Programme zum Entgiften, Entstressen, Bewegen – für die Zeitlosen.

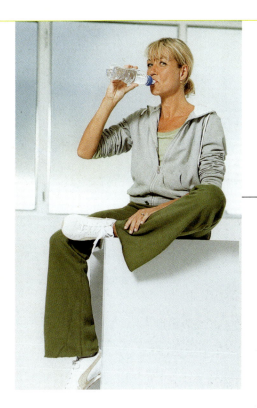

Marion Grillparzer lebt selbst nach der GLYX-Philosophie – dazu gehört auch: viel trinken und regelmäßig bewegen.

- Sie sehen: Viel Praxis und nur ein bisschen Theorie. Wer's genau wissen will, liest »Die Glyx-Diät«. Und wer Geschmack daran gefunden hat, holt sich das druckfrische »Große GLYX-Kochbuch«.

Viel Spaß,
herzlichst

*Marion Grillparzer*

*Sie erwarten Blitzrezepte: Mit drei oder fünf Zutaten sind Sie in 20 Minuten fertig!*

## Was macht uns eigentlich dick?

Probleme mit den Pfunden haben ganz viele Gründe. Es fängt bei den Genen an: Die meisten Menschen haben eine völlig natürliche Veranlagung, Energiepolster anzulegen. Geiz-Gene horten Fett. Sonst hätten Sie früher karge Zeiten nicht überlebt, nicht die Kraft gehabt, den Braten tagelang zu verfolgen. Nun trifft unser altes biologisches Programm »Kalorien muss man um sich schichten« auf eine neue Umwelt: Man muss die Kalorie nicht mehr jagen. Sie wächst einem vom Kühlschrank über den Imbissstand bis zum Pizzaservice direkt in den Mund. Leider meistens in der Mast-Form: zu viel, zu süß, zu fett, zu vitalstoffarm.

### Stimmt: Gene machen dick ...

Nun ist die Welt wie immer ungerecht: Diese Geiz-Gene sind bei dem einen aktiver als bei dem anderen. Zu 60 Prozent, schätzen Wissenschaftler, kann man Gene für die Veranlagung zu Übergewicht verantwortlich machen. Und dann tut man sich wahrlich schwer. Wer mit vier schon dick ist, kämpft ein Leben lang mit den Pfunden. Forscher haben bislang rund 200 Gen-Veränderungen gefunden, die dick machen können. Die zum Beispiel über das Gehirn Hunger machen. Der Eiweißstoff Melanocortin signalisiert normalerweise im Kopf: »Satt! Energie verbrauchen, schick mal mehr Wärme über die Haut.« Ist ein Gen verändert, funktioniert das nicht mehr. Man hat mehr Appetit, verbrennt weniger Kalorien. Oder ein anderes Beispiel: Die Geschmacksknospen auf der Zunge reagieren bei manchen Menschen extrem sensibel auf Bitteres. Gemüse enthält Bitterstoffe. Diese Menschen kann man mit Gemüse jagen. Sie lieben Süßes. Auch die haben es schwer mit dem Abnehmen.

### ... wenn die Umwelt es forciert

Doch, ob man wirklich dick wird, bestimmt letztendlich die Umwelt.

■ **Der Kochtopf zu Hause:** Wurde man als Kind gezwungen, den Teller leer zu essen, mit Süßigkeiten belohnt? Musste man ohne Frühstück in die Schule, mit zwei Mark zum süßverführerischen Imbissstand? Das erzieht zum Moppel.

■ **Bewegungsunlust:** Saß man stundenlang vor dem Fernseher, vor dem Computer – hat man nicht gelernt, wie gut einem Bewegung tut?

■ **Lieblingsessen:** Gehört zur individuellen Geschmacksheimat das Marmeladebrot, die Fleisch-Kartoffel-Saucen-Mahlzeit, die Limonade, die Tüte Chips. Dann fühlt man sich in einer »Diät« plötzlich heimatlos, kehrt zu seinen Gewohnheiten zurück, weil Gewohnheit auch immer Sicherheit bedeutet.

■ **Kontrolle:** Wer früh lernt, »essen frustriert mich, macht mich dick« und wer am Teller stets Kontrolle ausübt – der ist viel, viel anfälliger für Fressattacken.

■ Und der größte Dickmacher, den wir kennen, heißt **Stress**. Er lässt den Stoffwechsel entgleisen. Dauerstress führt zu verstärktem Hunger und drosselt den Fettabbau.

### Der Weg aus der Dick-Falle

Zwar liegt in den Genen die Veranlagung zum Molligsein, aber man kann sie austricksen. Falsches Ernährungsverhalten kann man mit ein paar Tricks noch in späten Jahren ablegen. Und gegen Stress kann man auch etwas tun. Sogar Bewegung lässt sich wohl dosiert in jedes Leben integrieren. Aber als Erstes sollte man sich die Frage stellen: Bin ich wirklich zu dick? Wenn der Arzt auch der Meinung ist und die Fettwaage »Gefahr« anzeigt, sollte man dem Fett zu Leibe zu rücken. Aber auch dann darf man nie vergessen: Essen ist Lebensqualität, ist Lebensfreude.

## Powerplan mit Mini-Aufwand

In den USA haben sie gerade einen Roboterhund entwickelt. Der ist über Computer und eine Pulsuhr mit dem Menschen verbunden. Er wedelt, wenn Herrchen oder Frauchen sich brav verhalten. Sprich mehr Kalorien verbrennen, als sie essen. Und wenn sie das nicht tun, zieht er sich jaulend in die Ecke zurück.

Manche Menschen brauchen so einen »Personal Coach«, der tagtäglich überwacht, was sie tun. Nur landet der wahrscheinlich, wenn er mehr jault als wedelt, irgendwann mit einem Tritt in der Ecke. Weil die »Diät« nicht stimmt. Denn wenn die Diät nicht stimmt, kann man sein Leben auch nicht ändern.

### Was zeichnet eine gute Diät aus?

Diät heißt »Lebensweise« und die darf einen zufrieden und wohlig stimmen. Genau das tut eine gute Diät. Weil …

● … der Körper kriegt, was er braucht. Nur wenn alle Vitalstoffe ankommen, funktioniert der Energie-Stoffwechsel in Richtung schlank, der Körper lässt von dem los, was er nicht braucht: Fett.

● … die Seele mit einbezogen werden muss. Was helfen ausgeklügelte Rezepte, wenn der Chef brüllt und der Stresshormonhaushalt nach Zucker schreit? Was hilft ein Schoko-Verbot, wenn man eben mal ein Trostpflaster braucht?

● … man Lieblingsgewohnheiten, Leberwurstbrot und Frühstücks-Croissant nicht einfach im alten Leben zurücklassen kann. Sie gehören ins neue Leben, und zwar clever integriert.

● … man den Muskel als Fettverbrennungsmaschinen natürlich auch aktivieren muss. Wenigstens mit einem Minimal-Programm.

● … auch die Entgiftung eine Rolle spielt. Dann läuft der Motor runder und die Gute-Laune-Hormone tanzen.

● … man den Kopf mit einbeziehen muss. Wenn man ständig an »Diät« denkt, funktioniert sie einfach nicht.

● … sie ein Gefühl auslösen muss: »Das tut mir gut. Dabei bleib ich.«

Und, ja, ich weiß: Zeit soll's natürlich so gut wie keine kosten. Deswegen habe ich mit den beiden Ökotrophologinnen Martina Kittler und Cora Wetzstein dieses Rundum-Programm mit Entgiften, Bewegen, Entspannen, Aufbauen und dabei abnehmen, entwickelt. Ein praxisnaher Schnupper-Kurs in die GLYX-Diät. Ein Start in ein neues, schlankes, gesundes Leben. Den Sie mit einem Tagebuch begleiten. Dazu die innere Umschlagseite hinten kopieren und die Seite täglich ausfüllen.

### WER IST DICK?

Was ist eigentlich heutzutage ein »normales« Gewicht? Als »schlank« sieht sich, wer aussieht wie ein Hungerhaken. In weiblichen Rundungen sehen viele bereits Übergewicht. Schade, oder? Dabei sind diese öffentlichen, oft von den Medien geschürten Ansichten ohne jeden wissenschaftlichen Hintergrund. Es gibt objektive Methoden, um festzustellen, ob Sie zu viel wiegen, und damit meine ich, ob Sie ein Gewicht haben, das für Ihre Gesundheit schädlich ist.

● Das Maßband. Gefährlich ist der Bauchspeck. Auf sein Konto gehen: Diabetes Typ 2, Alzheimer, Herzinfarkt, Krebs. Und das kann man mit dem Maßband messen: Man legt es in der Höhe des Nabels an. Hat der Mann einen größeren Umfang als 94 Zentimeter, ist er gefährdet, die Frau ab 80 Zentimeter.

● Die Körperfett-Analyse: Zeigt die Körperfettwaage bei Frauen einen Fettanteil über 30 Prozent, dann ist das bedenklich. Optimal ist bei jüngeren Frauen 20, bei älteren 27 Prozent. Männer haben von Natur aus 10 Prozent weniger Fett. Bedenklich wird's ab 23 Prozent.

## Vorsicht Diät-Fallen

Wer Diät-Fallen kennt, kann sich auch ganz einfach daraus befreien. Hier die häufigsten …

### Die Suche nach dem Starttermin

Wann ist der richtige Zeitpunkt, ein neues Leben zu beginnen? Am Samstag hat Rudi Geburtstag, am Dienstag ist ein großes Geschäftsessen … Jeder hat so seine Startfallen, die den Lebensterminkalender bestücken. Also: Schieben Sie nichts auf die lange Bank, denn Psychologen wissen, wer nicht binnen 3 Tagen anfängt – tut es eh nicht. Starten Sie heute noch, indem Sie den ersten Schritt machen. Sie kaufen sich Rizinusöl in der Apotheke (Seite 22). Sie beginnen am nächsten Freitagabend.

### Der Heißhunger

Der hat einen Namen in Ihrem Körper, nämlich zu viel Insulin. Das Hormon senkt den Blutzuckerspiegel, so dass Sie etwa zwei Stunden nach dem Essen Heißhunger bekommen. Passiert künftig nicht. Weil Sie GLYX-niedrig essen, das Insulin nicht übermäßig locken. Kommt doch mal Heißhunger auf, dann geben Sie ihm einfach nach. Er ist stärker als Ihr Wille. Aber bitte mit Kohlenhydraten, die Sie nicht gleich wieder ins Blutzuckertief schicken: einem Apfel, getrocknetem Obst, einem Joghurt, Gemüsestreifen oder unseren Snack-Angeboten an den jeweiligen Tagen.

### Der Appetit

Sie haben Lust auf ein Leberwurstbrot. Und eine goldene Gesundheitsfee hält Ihnen einen Apfel hin. Was essen Sie? Beides. Oder nur das Leberwurstbrot. Völlig verständlich. Sie wissen, dass das dick macht, der Cholesterinspiegel … Aber nichts hält Sie davon ab, das jetzt zu essen. Ist völlig normal. Ist auch gesund. Wenn Sie darauf Appetit haben, dann hat der Körper sicherlich seine Gründe. Oder die Seele. Gut. Also, was tun? Sie haben zwei Möglichkeiten: Sie machen ein Amuse Gueule daraus. Einen herrlichen Appetit-Happen, ein kleines Leberwurstbrot, das Sie langsam mit all Ihren Sinnen genießen. Das reicht in den meisten Fällen, um den Appetit zu versöhnen. Und dann kommt was Gesundes. Das Gleiche machen Sie mit Schokolade. Zelebrieren Sie eine Rippe (ideal, wenn sie »bitter« ist. Bitterschokolade hat einen ganz niedrigen GLYX.) Das können Sie auch in den nächsten vier Wochen tun. Für Ihre kleinen Appetit-Häppchen ist kalorisch genug Raum. Essen Sie sie nur nicht zwischendurch, sondern direkt vor oder nach dem GLYX-Essen.

### Der Bärenappetit

Endlich mal wieder eine Schweinshaxe mit Knödel. So richtig reinhauen und genießen. Und so voll sein, dass man sich nicht mehr vom Stuhl heben möchte. Ja, auch das ist normal. Auch das braucht der Mensch, der Körper, die Seele. Nur nicht jeden Tag. Womit wir bei der Lösung wären: Das gleichen Sie einfach mit der nächsten Mahlzeit aus. Da essen Sie nur Vitalstoffe und Eiweiß, Gemüse und Fisch, Salat und Putenstreifen, Tomaten und Mozzarella … Also GLYX-niedrig, etwas, was kaum Insulin lockt. So verlängern Sie die körpereigene Fastenzeit, um 12 bis 18 Stunden, in der Enzyme den Schweinebraten abbauen können. Die Lipolyse, der Fettabbau, findet nämlich nur statt, so lange kein Insulin im Blut schwimmt. Kommt Ihnen während des Vier-Wochen-Programms ein Schweinebraten dazwischen, kein Problem. Lassen Sie einfach in der nächsten Mahlzeit die Beilage weg. Das Brot, die Nudeln, den Reis oder die Kartoffeln.

## Die zu strenge Diät

»Ich habe gerade eine Heilfastenkur hinter mir, mache seit zwei Wochen GLYX-Diät, fühle mich rundum wohl, habe aber noch kein Gramm abgenommen, warum?« hat eine Leserin kürzlich im die-glyx-diaet.de-Forum gefragt. Ganz einfach: Mit Hungerkuren, auch mit Heilfasten, schraubt man seinen Stoffwechsel runter. Er verbrennt einfach viel weniger Kalorien. Und das dauert und dauert und dauert, bis sich der Körper wieder auf ein normales Maß eingependelt hat. Die Leserin hat Glück gehabt. Mit der GLYX-Diät sind die Pfunde, die sie abnahm, wenigstens nicht sofort wieder auf den Hüften gelandet. Manche Frauen haben sich, von einer Diät zur nächsten springend, ihren Stoffwechsel (= Grundumsatz) auf 600 kcal runtergehungert (normal sind ca. 1200 kcal). Die nehmen dann wirklich zu, wenn sie an der Torte nur schnuppern. Auch hier hilft die GLYX-Diät. Denn wenn mit der Kalorie endlich auch wieder Nährstoffe ankommen, merkt der Körper irgendwann: Oh, wunderbar, ich krieg alles, was ich brauche. Dann muss ich auch nicht mit allen Kräften meine Energie bunkern. Der Stoffwechsel normalisiert sich. Das Fett verbrennt. Nur dafür muss man dem Körper schon Zeit lassen.

## No Sports

Ja, Sie werden mit der Diät ein paar Kilo verlieren. Auch wenn Sie keinen Sport treiben. Und schließlich stagniert es. Nichts geht mehr. Sie schreiben mir verzweifelt einen Brief, fragen, was Sie falsch machen. Und dann frage ich: »Wie sieht es denn mit Bewegung aus?« Und darauf antworten Sie: »Na ja, ein bisschen tue ich schon ...«. Jetzt weiß ich, was passiert ist: Wer abnimmt und sich nicht bewegt, nimmt auch Muskelmasse ab. Und nur in den Muskeln wird Fett verbrannt. Das heißt: Nach einer Zeit haben Sie nicht mehr genug Fettverbrennungsöfchen.

Und der Waagenzeiger stagniert. Das passiert auch Ihnen, wenn Sie sich nicht für ein bewegtes Leben entscheiden. Die einzige, wirklich einzige Möglichkeit langfristig abzunehmen ist: sich bewegen. Denn nur, wer während er abnimmt seine Muskeln aktiviert, verhindert, dass er sie verliert. Und darum bin ich so ein Verfechter vom Mini-Trampolin. Darauf trainieren kann jeder: wippen, walken, joggen, hüpfen – je nach Fitness-Status. 20 Minuten sind genauso effektiv wie 30 Minuten joggen. Sie trainieren durch das Überwinden der Gravitationskraft Muskeln und Ausdauer gleichzeitig. Und zehn Minuten Zeit täglich – ohne Anfahrt, ohne Wetterausrede – hat einfach jeder. Mini-Programm siehe Seite 17.

## Der Stress

Er ist einer der größten Dickmacher. Stress greift in unseren Hormonhaushalt und in den Stoffwechsel ein – lenkt in Richtung Zuspecken. Wir sind genetisch darauf programmiert, bei akuter Überforderung, Frust oder Angst, zu Süßem, zum Schokoriegel zu greifen. Er regt sofort die Ausschüttung beruhigender Botenstoffe an. Aber leider nur für kurze Zeit. Unter Dauerstress schaltet der Körper auf Notprogramm: hortet seine Energiereserven auf der Hüfte. Es könnte ja noch schlimmer kommen. Und unter Stress fordert der Körper viele, viele Kohlenhydrate für seine Reservespeicher. Darum muss, wer abnehmen will, sich auch Entspannen können. Zum Beispiel durch Sport oder Meditation. Ein Mini-Antistress-Programm finden Sie ab Seite 20.

## Viereckiges Essen ...

... macht kugelrund. Stimmt. Die Natur kennt kein viereckiges Essen. In Studien hat man festgestellt: Aromastoffe, Glutamat und Süßstoffe machen Lust auf mehr. Mehr – von nichts. In Fertigprodukten stecken meist so wenig Vitalstoffe pro Kalorie, dass wir Berge davon essen müssten, bis der Körper kriegt, was er braucht. So lange er nicht alles hat, was er braucht, schickt er uns weiter auf Nahrungssuche mit Hunger und Appetit.

Eine Leserin erzählte von einem Selbstversuch. Sie verzichtete drei Monate auf Produkte mit Zusatz- und Aromastoffen: »Ich fühle mich nicht nur viel besser als zu Beginn meines »Experiments«, sondern habe auch ganz nebenbei 6 Kilo abgenommen. Und mein Quark mit Honig und Nüssen ist gar nicht »light«. Mein Fazit: Zu Beginn musste ich mich ein wenig überwinden, auf Junk-Food zu verzichten, aber inzwischen hat sich mein Geschmack so verändert, dass ich mich überwinden müsste, Junk-Food zu essen!« Ich denke, dieser Bericht sagt mehr als 1000 Worte. Überzeugen Sie sich auch! Machen Sie den Selbstversuch.

## Die Waage

Es gibt viele Frauen, die lassen sich Ihr Leben von der Waage diktieren. Schon morgens holen sie sich ein Pfund Frust. Von einem Lügner, dem Waagenzeiger. Er zeigt nämlich nicht nur Fett an, sondern Wassereinlagerungen durch Hormonschwankungen, eine stark gesalzene Mahlzeit, eine Lebensmittelunverträglichkeit oder Muskelaufbau. Muskeln wiegen schwerer als Fett. Und Muskeln wollen Sie auf keinen Fall verlieren, dafür aber Fett. Steigen Sie also nicht täglich auf die Waage – und werfen vielleicht auch noch das Handtuch: »Klappt eh nicht!«, nur weil Hormone Wasser bunkern, oder Muskeln wachsen. Achten Sie auf Ihre Hosen, Ihren prüfenden Blick. Wiegen Sie sich einmal pro Woche, das reicht, am besten auf einer Körperfettwaage (Bio-Impedanz-Methode). Sie bestimmt Fett- und Muskelmasse. Halten Sie diese wöchentliche Kontrolle ein, auch nach der Diät. So behalten Sie das Gewicht im Blick und im Griff – können schnell gegensteuern.

## Keine Zeit

Keine Zeit zum Kochen? Und schon ist der Riegel, das Sandwich im Bauch. Dann schnüren Sie sich eben ein GLYX-Päckchen. Unsere kalten Mahlzeiten können Sie einfach mit in den Job nehmen.

## Die Kontrolle

Für Kontrolleure gibt es gute und schlechte Lebensmittel, Erlaubtes und Verbotenes. Sie streichen Dinge, die Sie mögen, vom Diätplan. Wollen strikte Anleitung, an die Sie sich halten können. Ständig machen Sie sich Gedanken ums Essen und Sorgen ums Gewicht. Die Waage steht täglich – oft sogar mehrmals – auf dem Programm. Das Gewissen isst immer mit, meist ist es schlecht drauf. Vermiest jeden Bissen. Auf dem Teller liegen Dinge, die man nicht mag – nur weil sie schlank machen. Kontrolleure zählen Kalorien, halten sich am Tisch zurück, kaufen nur, was »light« verspricht. Wo endet das? Im Jo-Jo-Effekt. Strikte Kontrolle heißt auch: Aufgeben, wenn mal was daneben geht, wenn man seine meist zu unrealistisch gesteckten Ziele nicht einhält. Verbote, radikale Vorsätze versauen einem das Leben – und fördern den unkontrollierten Appetit. Kontrolle programmiert Frust. Und schwere Gedanken, die die Kraft haben, Pfunde festzuhalten (Placebo-Effekt!). Sein Gewicht kriegt man nur langfristig in den Griff, nicht in einem Vier-Wochen-Programm, an das man sich akribisch hält, um am dritten Tag zu scheitern. Für Kontrolleure gilt: Sehen Sie die folgenden vier Wochen als Spiel. Schummeln Sie – und haben Sie Freude daran. Essen Sie nach Appetit, tauschen Sie die Rezepte aus. Wenn Ihnen ein Frühstück besonders schmeckt, dann essen Sie es nach ein paar Tagen noch einmal. Machen Sie ruhig kleine »Diät-Fehler« und gleichen Sie diese mit der nächsten Mahlzeit aus. Streichen Sie das Wort »Verbot« aus Ihrem

Diät-Leben. Ersetzen Sie es durch »Erlaubt in der und der Menge.« So wird aus der täglichen Tafel Schokolade halt eine wöchentliche. Es zählt nicht, was Sie an einem Tag tun, sondern an 365 Tagen im Jahr.

## Die Familie

Also, ich würde kein Slim-Süppchen löffeln, wenn mein Mann Wolf daneben sitzt und Pasta mit Garnelen isst. Da würde ich ganz schnell meine Disziplin verlieren. Tut jeder. Ist normal. Dewegen muss eine Diät für den Alltag taugen. Heißt: Dem Partner und den Kindern schmeckt es auch. Und zwar so, dass keine Reste übrig bleiben, die Mama auf dem Weg zur Geschirrspülmaschine schnell noch entsorgt. Also bislang hat noch kein Mann gemerkt, dass er mit auf GLYX-Diät gesetzt worden ist. Falls ihm 50 Gramm Nudeln zu wenig sind, einfach die Portion erhöhen. Und Kindern tut die moderne »Vollwertkost« auch richtig gut. (Im Notfall stellen Sie die Flasche Ketchup daneben. Bio bitte. In der konventionellen stecken 43 Würfel Zucker.)

## Lebensmittelallergie

Immer mehr Menschen leiden unter Nahrungsmittelunverträglichkeiten. Und die führen wiederum zur Gewichtszunahme (Spezial-Tipp Seite 71). Sogar akut: Nimmt man über Nacht ein bis zwei Kilo zu, fühlt sich schlechter, zeigt das: Durch die allergische Entzündungsreaktion hat sich Wasser eingelagert. Die Lebensmittel, die man nicht verträgt, sollte man zwei Monate bis ein Jahr weglassen. Und dann ausprobieren, ob man sie wieder verträgt.
Wer keine Milchprodukte verträgt, kann sie gut ersetzten durch: Soja-Drinks oder -Joghurt, Kokos- oder Mandelmilch. Auch hier in der Diät. Viele vertragen kein Gluten. Das steckt in Weizen, Dinkel, Gerste, Grünkern, Hafer,

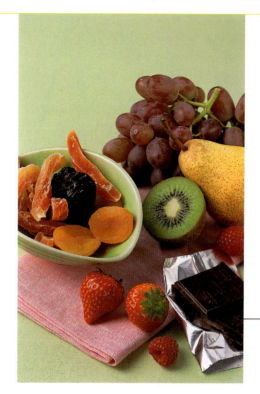

Die Natur weiß, dass wir Süßes lieben. Darum schenkt sie uns Äpfel, Beeren, getrocknete Pflaumen und Aprikosen – und Schokolade. Bitterschokolade mit mindestens 70 Prozent Kakaoanteil. Alles zum GLYX-niedrigen Naschen.

Kamut und Roggen. Die GLYX-niedrigen Ausweichmöglichkeiten: Amaranth, Quinoa, Reis, Buchweizen. In Reformhäusern und Bioläden gibt es auch Brote aus diesen Getreiden.

## Ein Vier-Wochen-Plan

Was kommt nach der Diät? Geht's dann wieder weiter wie zuvor? Ja? Dann ist alles beim Alten. Und die Pfunde kommen wieder. Oft mit geselligem Anhang. Nein, in diesen vier Wochen lernen Sie nicht nur etwas über gesundes Essen, über die Absage an die Trägheit, Sie spüren auch: Das tut mir gut. Und Sie bekommen so viel Werkzeug an die Hand, dass Sie danach selbstständig weitermachen können.

## Die wichtigsten GLYX-Regeln

67 Prozent der Männer haben Übergewicht und jede zweite Frau. Und, was ich am schlimmsten finde: jedes dritte Kind. Die Pfunde kommen nicht einfach so angeflogen, sie sind das Produkt aus Trägheit, Junk-Food und Unwissenheit. Immer noch wird Fett gespart. Dadurch werden wertvolle Pflanzenöle und Eiweiß einfach weggelassen. Sie wollen abnehmen? Hier 20 GLYX-Regeln:

### ❶ Geben Sie dem Körper, was er braucht

Unser Energie-Stoffwechsel ist eine chemische Reaktion, die nur funktioniert, wenn alle Zutaten vorhanden sind: alle Vitamine, Mineralien, Aminosäuren (Eiweißbausteine), essenzielle Fettsäuren, Biostoffe aus der Pflanze … Darum sollten Sie niemals Nährstoffe weglassen – oder hungern. Das drosselt den Stoffwechsel und schaltet im Körper das Alles-horten-was-da-ist-und-sammeln-was-man-kriegt-Programm ein.

### ❷ Insulin beachten

Die GLYX-Diät ist so etwas wie eine Stoffwechsel-Diät. Sie achtet darauf, dass Ihre Bauchspeicheldrüse nicht dauernd Insulin ausschüttet. Das tut sie, wenn Sie Kohlenhydrate (Zucker, Stärke) essen, die schnell vom Darm ins Blut dringen. Viel Insulin bedeutet kurzfristig: man kommt in einen Unterzucker, der nervös und heißhungrig macht. Und man bunkert Fett. Denn so lange Insulin im Blut schwimmt, kann der Körper kein Fett abbauen. Viel Insulin bedeutet langfristig: Übergewicht und Insulinresistenz (die Zelle hört nicht mehr auf das Hormon, die Bauchspeicheldrüse kurbelt die Produktion an), dann Diabetes (Bauchspeicheldrüse ist erschöpft, stellt Insulinproduktion ein). Was lockt viel Insulin? Das haben Forscher schon in den 70er Jahren im Blut von Testpersonen gemessen. Sie bewerten Lebensmittel nach ihrem glykämischen Index von 15–110. Schlank hält ein GLYX unter 55. Nahrungsmittel mit hohem GLYX (über 55, gelb und rot in der Tabelle ab Seite 138) locken mittel bis viel vom Dickmacher Insulin: Weißbrot, Süßes, Kartoffeln, Nudeln, Softdrinks, viele Fertigprodukte.

---

### DAS BRAUCHT DER KÖRPER TÄGLICH

- Bewegung, 30 Minuten Ausdauersport täglich
- 3 Liter Wasser und/oder ungesüßte Tees
- 1 Schüssel Salat
- 1 Glas Gemüsesaft
- 1 Portion gedünstetes Gemüse
- Gemüsestreifen, so viel man Lust hat
- 2 Esslöffel Olivenöl oder Rapsöl, 1 Esslöffel Walnussöl
- 1 Teelöffel Leinöl (z.B. im Gemüsesaft)
- 20–30 Gramm Nüsse
- 1–2 Portionen Fisch, Geflügel, Wild, ein Hülsenfrüchte-, Eier-, Tofu- oder Käsegericht
- 2 Portionen Milchprodukte (Quark, Joghurt, Buttermilch, Kefir, Hüttenkäse …). Alternativ ein Sojaprodukt: Sojadrink (ungesüßt), Sojajoghurt (naturell)
- 2 Portionen Obst
- 1 Scheibe Vollkornbrot oder 3 Esslöffel Müsli ohne Zucker
- 1 Portion Vollkornnudeln oder 2 Kartöffelchen
- 1 Esslöffel Leinsamen (geschrotet)
- 1 Esslöffel Weizenkeime
- 1 Teelöffel Hefeflocken
- Wenn Sie wollen: 1 Glas trockenen Wein

Achten Sie wöchentlich auf 2 Portionen fetten Seefisch

**Tipp:** Hefeflocken und Weizenkeime regen die Produktion von Carnitin an. Das hilft effektiv beim Fettverbrennen.

## ③ Die persönliche Fitnessformel

Wer abnehmen will, muss seine Muskeln aktivieren. Sonst verliert er sie (siehe auch Seite 17). Verbrennen Sie morgens Ihr Fett. Nüchtern. Nur mit einem Glas Wasser im Bauch. Denn nachts hat das Wachstumshormon Fett von der Hüfte ins Blut geschickt – es wartet darauf im Muskel verbrannt zu werden. Draußen auf den Beinen oder drinnen auf dem Trampolin – mit dem optimalen Trainingspuls, siehe Seite 31. Das Minimal-Programm: Wenn Sie partout keinen Sport treiben wollen, dann erhöhen Sie Ihre Bewegungseinheiten im Alltag – siehe Seite 17. Auch das hilft, langfristig Kilos in den Griff zu bekommen.

## ④ Trinken mit Minuskalorien

Jedes Glas Wasser, das Sie trinken, kurbelt den Stoffwechsel an. Forscher berechneten pro Glas: –20 kcal. 3–4 Kilo Fett pro Jahr. Wasser entgiftet den Körper. Wichtig beim Abnehmen! Trinken Sie tagsüber jede Stunde ein Glas Wasser, mit Gesundheit und Geschmack. Heiß mit Ingwerscheiben oder Teeblättern, kalt mit Zitrone oder Sanddornmuttersaft (Vitamin-C-Goldquelle). Auch 2 Tassen Kaffee und ein Gläschen trockener Wein sind erlaubt. Finger weg von Fruchtnektaren, Softdrinks, Bier und Hochprozentigem. Ein einziges Glas Softdrink (= 25 g Zucker) pro Tag macht im Jahr 5,4 Kilo Fett mehr auf den Rippen. Ein einziges! Manche trinken 1 Liter.

## ⑤ Zählen Sie auf Eiweiß

Achten Sie auf Ihre Eiweißformel. Sie brauchen täglich 1,5–2 g Eiweiß pro Kilogramm Körpergewicht (dazu rät sogar die DGE). Damit Sie nicht Ihre Muskeln abbauen, in den Jo-Jo-Effekt rutschen. Vom Tischlein-deck-Dich der Natur greifen Sie sich Milchprodukte, Hülsenfrüchte, Sojaprodukte sowie Fisch, Geflügel, mageres Fleisch, Eier.

## ⑥ Ölwechsel

Gehärtete Fette aus Fertigprodukten und gesättigte Fettsäuren aus Braten und Wurst verursachen Herz-Kreislauf-Erkrankungen und tummeln sich auf der Hüfte. Schwenken Sie bei tierischen Fetten um auf »mager«. (Sie können 1 Kilo Lachsschinken essen und nehmen genauso viel Fett auf wie mit 100 g Salami.) Investieren Sie dafür in Gesundheit mit: täglich 2 Esslöffeln Olivenöl oder Rapsöl, 1 Esslöffel Nussöl und 1 Teelöffel Leinöl. Diese Öle braucht Ihr Lebensmotor – auch um Schlankhormone zu bilden. Genauso wie die wertvollen Omega-3-Fettsäuren aus Seefisch (zweimal pro Woche) und Nüssen (20 g täglich). In der Tabelle auf Seite 138 finden Sie magere oder gesunde Alternativen (grün) und Fettnäpfchen (rot).

## ⑦ Sündigen erlaubt

Sie haben Lust auf ein Stück Schokolade? Kombinieren Sie es mit einem Apfel. Sie trinken gerne frischen Fruchtsaft? Mischen Sie ihn mit Molke, Kefir, Sojamilch oder Wasser. So senken Sie einfach den GLYX. Deswegen macht auch das Stückchen Baguette zur großen Schüssel Salat nichts aus. Die zwei Kartöffelchen zum Fisch. Die Nudeln unter der Gemüseportion. Übrigens: Die halbe Grapefruit vor dem Essen, senkt den GLYX, auch der Essig im Salat.

## ⑧ Drei oder fünf Mahlzeiten?

Finden Sie heraus, was Ihnen mehr liegt. Wenn Sie nur drei Mahlzeiten essen, hat Ihr Körper zwischendurch genug insulinfreie Zeit, um Fett abzubauen. Sie können unsere Snacks und Drinks vor oder nach dem Essen genießen. Hungertypen bauen Snacks und Drinks als Zwischenmahlzeiten ein. Denn Hunger sollen Sie nie, nie haben. Der aktiviert Geiz-Gene, die den Stoffwechsel drosseln und auf »Kalorien horten!« umstellen.

# GLYX-Know-how

### 9 Süßes aus der Natur

Süßstoffe brauchen nur Diabetiker, gesunde Menschen verzichten besser darauf. Die greifen zu den süßen Schätzen der Natur: zu Honig, Ahornsirup und Apfeldicksaft. Gehen Sie damit aber auch um, wie mit einem Schatz. Dosieren Sie sparsam, wie bei einem Gewürz. Nein, das Löffelchen Zucker im Kaffee schadet nicht.

### 10 Würzen Sie mit gutem Salz

Speisesalz ist raffiniertes Salz, entsteht als Abfallprodukt in der Chemie-Industrie. Hat nur zwei Mineralien. Jodiertes Speisesalz hat ein Mineral mehr. Und es gibt Menschen, die das gar nicht vertragen. Steinsalz, Meersalz oder Kristallsalz enthält 80 Mineralien – in einer Dosierung, wie sie in unserem Körper vorliegt. Ist viel gesünder! Gibt's im Reformhaus oder Naturkostladen.

### 11 Setzen Sie auf Qualität & Zeit

Wer sich gerne von Tütensuppen und Schlankpulvern ernährt, dem wird die GLYX-Diät keine Freude machen. Hinter GLYX-Diät steckt auch eine Philosophie, die lautet: Den Körper mögen und verwöhnen und dem Essen Wertschätzung entgegenbringen. Fehlt nur ein Nährstoff, dann drückt sich das als Mangelerscheinung aus. Wir werden kraftlos, müde, depressiv, dick, krank. Das, was wir täglich essen und trinken ist unser Treibstoff. Die Basis für Energie und gute Laune. Und die kann nur aus der Natur kommen. Nicht aus den Kochtöpfen der Lebensmittel-Designer. Essen Sie zu 70 Prozent vom Tischlein-Deck-Dich der Natur. Dann verdaut Ihr Körper auch 30 Prozent Genussmittel aus der Fabrik. Und dass Sie Natur auch in Form von Convenience, sprich Bequemlichkeit, im Supermarkt finden, zeigen wir mit den Rezepten in diesem Buch.

### 12 Dinner Cancelling?

Die Wissenschaft hat festgestellt: Wer das Dinner cancelt, abends nichts isst, nimmt leichter ab. Nun müssen Sie nicht das ganze Abendessen weglassen, Sie können einfach nur die Kohlenhyrate streichen. Den Fisch nur mit Gemüse ohne Kartoffeln essen. Den Salat ohne Brot. Dann kommen Sie nachts in ein Insulin-Tief. Das Wachstumshormon kann aktiver seiner Arbeit nachgehen: Fettpölsterchen abbauen. Tun Sie das zwei- bis dreimal pro Woche. (Nicht viel öfter, der Körper gewöhnt sich sonst dran.) Und essen Sie sonst abends immer GLYX-niedrig. In unseren Rezepten sind, damit Sie es leicht haben, die Beilagen separat aufgeführt.

### 13 Machen Sie sich leichte Gedanken

Nehmen Sie Ihren Kopf mit auf die Reise von dick nach schlank. Er hat immer das Sagen. Verabschieden Sie sich von Gedanken, die es Ihnen nur schwer machen: »Abnehmen ist eine Qual«, »Sport strengt nur an« »Ich bin zu schwer«. Sie glauben nicht, wie stark sich die Gedanken auf Ihren Diät-Erfolg auswirken. Sie können mit schweren Gedanken die Pfunde festhalten. Darum ist es ganz wichtig, dass Sie sich leichte Gedanken machen. Sich leicht fühlen. Das funktioniert. Sie können in Gedanken fliegen, tanzen, sich federleicht fühlen. Stärken Sie mit den Gedanken Ihre innere Leichtigkeit. Und Sie schweben zum Ziel.

### 14 Sehen Sie Diät als Genuss

Finden Sie heraus, was Ihnen schmeckt. Daran dürfen Sie sich dann auch satt essen. Sie sollen nicht hungern, sondern essen, was Ihnen gut tut. Abnehmen darf sogar Spaß machen. Darum verbieten Sie sich auch nichts. Schleichen Sie nicht lange mit juckenden Fingern und beißendem Gewissen um die Schokolade herum. Essen Sie lieber ein Stück. Und dann packen Sie sie wieder weg. Kriegen Sie wieder Lust am Essen. Sie dürfen genießen. Wer mit jedem Löffel nur die Kalorien zählt, dem vergeht auch bald die Lust aufs Schlanksein.

## ⑮ Messen Sie sich an Ihren Erfolgen

Wer sich viele, kleine Ziele setzt, kann viele, kleine Erfolge feiern: Mal fünf Minuten länger aufs Trampolin, mal einen Spezial-Tipp umsetzen. Freuen Sie sich auf diese kleinen Ziele. Das große Ziel, endlich abzunehmen, erreichen Sie dann ganz nebenbei. Wenn Sie Lust haben, führen Sie gleichzeitig ein Erfolgs-Tagebuch (siehe innere Umschlagseite hinten).

## ⑯ Erwarten Sie nicht zu viel von sich

Schön, wenn jemand immer konsequent sein kann. Die meisten sind es nicht. Nehmen Sie sich also einen Ausrutscher nicht übel. Sie können ihn ja am nächsten Tag wieder ausgleichen. Zum Beispiel mit dem Magische-Kohlsuppe-Rezept auf Seite 24.

## ⑰ Essen Sie bewusst langsam

Wer seinen Teller hastig runterschlingt, den kann das schönste Mahl nicht glücklich machen. Konzentrieren Sie sich auf Ihr Essen, schmecken Sie genau hin. Was empfinden Sie, was schmecken Sie? Welche Aromen, welche Gewürze? Dann lassen Sie Ihren Sättigungshormonen auch Zeit zu signalisieren: aufhören!

## ⑱ Machen Sie Essen zur Hauptsache

Essen Sie nichts nebenbei. So mancher merkt überhaupt nicht mehr, dass er gerade etwas isst. Lassen Sie den Fernseher aus, legen Sie die Zeitung weg. Wenn Sie essen, essen Sie. Nichts anderes. Diese Zeit gehört jetzt Ihrem Gaumen. Den wollen Sie verwöhnen – und Sie werden sehen, Sie verwöhnen dann auch sich.

## ⑲ Es ist nie die Menge, die dick macht…

… sondern, das was drinsteckt. GLYX-niedrig und arm an tierischen Fetten, dürfen Sie schlemmen, schlemmen, schlemmen … Nein, den Teller müssen Sie nicht leer essen. Befreien Sie sich von diesem Zwang. Hören Sie auf, wenn der Körper signalisiert: genug!

### ⑳ CARBS FÜR ZÄHLER

Mein Lieblingsprinzip ist: nix zählen. Lieber nach dem Ampel-Prinzip leben (siehe Tabelle ab Seite 138): Viel von den »grünen« Lebensmitteln essen, die schlank und fit machen, mit den »gelben« Lebensmitteln maßvoll umgehen. Und die »roten«, die Dickmacher, in kleinen Portionen genießen. Und spüren: Oh, darauf reagiert mein Körper und meine Seele gut. Nun gibt es Menschen, die wollen halt zählen. Für die habe ich letztes Jahr die Carb-100-Formel entwickelt (und ein Buch darüber geschrieben). Kurze Erklärung: Carb ist die Abkürzung für Kohlenhydrate. Davon braucht der Körper nicht mehr als 100 bis 150 Gramm pro Tag. Außer Sie treiben viel Sport. Auf Seite 138 finden Sie eine Tabelle, die auch die Carbs von Lebensmitteln enthält. Wenn Sie nun pro Mahlzeit nicht mehr als 30 (sehr streng) bis 50 Carbs (locker) essen, dann nehmen Sie ab. Dabei brauchen Sie die grünen Carbs (= GLYX-niedrig) von Gemüse und Milchprodukten nicht zu zählen. Es geht also nur um die Carbs von Früchten, Süßem, Beilagen und Fertigprodukten. Für Interessierte: In »Meine GLYX-Zahlen« (GU), finden Sie die Carbs, Eiweiß-, Fett- und Ballaststoffgehalte von über 900 Lebensmitteln. In den Rezepten ab Seite 30 haben wir Ihnen auch die Carbs berechnet, die Sie zählen können.

## Mini-Programm: entgiften

### Fertigprodukte meiden

Wenn Sie vier Wochen lang gehärtete Fette, Glutamat, Konservierungsstoffe, Aromen und Co. weglassen, Zucker und Stärke minimieren – sprich von Fertigprodukten nur die essen, in die der Hersteller Gesundheit reingesteckt hat – dann tun Sie schon einiges. Sie lassen weniger Gifte auf Ihren Körper los. Und wenn Sie sich bewegen und viel trinken und auf dem Trampolin springen, entgiften Sie auch aktiv.

### Wasser plus Ingwer

Wasserlösliche Gifte spülen Sie raus, indem Sie ein Glas Wasser pro Stunde trinken. Das können Sie noch steigern mit ein paar Ingwerscheiben. Die Ayurvedische Medizin empfiehlt: heißes Ingwerwasser. Einen Liter Wasser mit 3–5 Ingwerscheiben zehn Minuten kochen lassen. In eine Thermoskanne abfüllen. Und in kleinen Schlucken genießen.

### Ölziehen plus Ölmassage

Für fettlösliche Gifte gibt es eine Jahrtausende alte Tradition: Ölziehen. Mit einem Löffel oder mit der Zahnbürste den Belag auf der Zunge abschaben. Dann einen Teelöffel gereiftes Sesamöl (Zubereitung siehe Seite 29) fünf Minuten lang im Mund hin und her und durch die Zähne ziehen. Ausspucken. Die Mundschleimhaut ist ein gutes Ausleitungsorgan für Gifte.
Wer Lust hat, macht ab und zu noch die Ölmassage, wie auf Seite 30 beschrieben. Unser größtes Ausleitungsorgan für Gifte ist die Haut.

### Der Trampolin-Bonus

Das Trampolin regt durch die Überwindung der Gravitationskräfte den Lymphfluss an, unser Stoffwechselmüll-Abtransport-System. Und seit Jahrhunderten weiß man: Wer die Lymphe zum Fließen bringt, regt Heilungsprozesse an. Zehn Minuten täglich reichen für die Entgiftung. Aber bitte nur auf einem guten Gerät – mit optimaler Elastizität. Billiggeräte schaden der Gesundheit. Alternative: Physiotherapeutische Lymphdrainage oder Aqua-Jogging.

### Charantia-Tee

Wenn Sie übergewichtig sind und zu den Menschen zählen, die schon unter Insulinresistenz leiden (tut übrigens jeder vierte in Deutschland), empfehle ich Ihnen in diesen vier Wochen 2–4 Tassen Charantia-Tee pro Tag: Die Früchte der tropischen Pflanze Momordica charantia, Balsambirne oder Bittergurke genannt, sind in der indischen Lehre vom langen und gesunden Leben »Ayurveda« das Mittel Nummer eins gegen Diabetes (und auch Akne). Manchmal bekommen Sie die Frucht im Asienladen – kochen Sie ruhig ab und zu damit. Neuerdings gibt es sie auch schonend getrocknet als Charantia-Tee in Reformhäusern und Apotheken. Der passt wunderbar zur GLYX-Philosophie, weil er den Stoffwechsel harmonisiert, den Blutzucker senkt, Blutfette reguliert, das Blut reinigt, das Immunsystem stärkt und die Durchblutung verbessert. Ihn empfiehlt sogar der österreichische Diabetiker Verband. Vielleicht sprechen Sie mal mit Ihrem Arzt oder Apotheker darüber. Charantia-Tee ist leider sehr teuer, 70 Gramm kosten ca. 20 Euro.

# Mini-Programm: bewegen

Das Medikament des Jahrhunderts heißt ganz einfach: Bewegung. Wer sich bewegt, wird nicht dick, erkrankt nicht am Herz-Kreislauf-System, kriegt keinen Diabetes, leidet nicht unter Gelenk- und Rückenproblemen, beugt Infektionskrankheiten vor – ja sogar Krebs. Weiß man. Gibt es Tausende von Studien. Auch die Seele profitiert: Ausdauersport vertreibt Depressionen, hilft gegen Burnout, chronische Müdigkeit und verhindert Panik-Attacken. Bewegung ist das Medikament des Jahrhunderts. Aber nur jeder Zehnte nimmt's.

## Haben Sie zehn Minuten Zeit?

Gerade mal 13 Prozent der Deutschen bewegen sich regelmäßig. Die amerikanische Gesundheitsbehörde und ich empfehlen 30 Minuten Ausdauerbewegung jeden Tag: (Nordic)-Walken, Joggen, Radfahren, Trampolinwippen … Neun von zehn, die das jetzt lesen, vergessen das gleich wieder. Ausrede: keine Zeit! Haben Sie zehn Minuten? Wenigstens zehn Minuten? Das langt für den Anfang. Zehn Minuten auf dem Trampolin, das trainiert Muskeln und Ausdauer gleichzeitig. Den Rest schaffen Sie über den Alltag: Es sind nämlich die kleinen Bewegungshäppchen, die am Ende des Tages ein Mehr von 350 verbrauchten Kalorien verbuchen. Das entspricht 39 Gramm Fett pro Tag. Macht in einem Jahr 14 Kilo Fett.

## Drei Stunden weniger durch Technik

Ein finnischer Forscher hat untersucht, warum die Menschen so zunehmen. Er fand heraus: In den letzten 50 Jahren haben moderne Erfindungen uns pro Woche drei Stunden Bewegung geraubt. Spülmaschine, Fernbedienung, Mail, Handy – alles ist schneller, leichter und bequemer. Nur Technik verbessert nicht die Lebensqualität,

wie wir immer denken. Im Endeffekt macht sie uns krank. Es bringt viel, immer die Treppe statt den Lift zu nehmen, immer zum Fernseher zu gehen, statt auf den Knopf der Fernbedienung zu drücken, 500 Meter vor dem Büro zu parken oder ins andere Zimmer zu laufen, statt den Kollegen anzumailen. Und wenn man gähnt, vom Schreibtisch aufstehen. Herumlaufen, Arme kreisen, ein paar Kniebeugen machen. Und schon fühlt man sich fit. Das summiert sich im Laufe der Woche – erst recht im Laufe des Jahres. Und wer sich konsequent in kleinen Alltäglichkeiten bewegt, kommt vielleicht sogar auf die lebensverlängernden drei Stunden Bewegung in der Woche, die uns die Technik geraubt hat. Ab Seite 36 finden Sie jeden Tag einen Tipp, wie Sie ganz nebenbei Bewegung in Ihr Leben einziehen lassen. Wetten, plötzlich finden Sie Gefallen daran – weil sich bewegen glücklich macht.

Die Pfunde wuchern, weil uns die Technik die Bewegung geraubt hat. Also holen wir uns die Bewegung wieder in den Alltag.

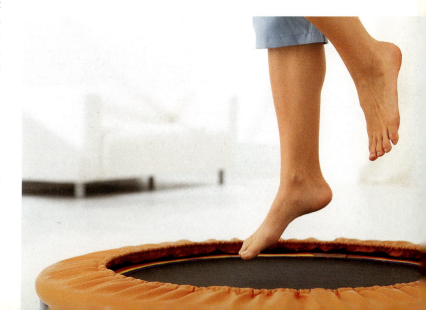

## 10 Minuten auf dem Trampolin

Starke Knochen, feste Gelenke, aktive Muskeln, wacher Geist, fröhliche Seele, sauberes Blut ... Was wollen Sie mehr? Keine Schmerzen. Ja, auch da wirkt das Trampolin Wunder. Das Trampolin ist Ganzkörper-Medizin. Vom Gehirn bis zur Fußsohle profitiert jede einzelne Zelle. 70 Billionen Körperzellen trainieren mit. Jede Zelle wird massiert. Denn beim Richtungswechsel muss auch jede Zelle die Richtung wechseln. Sich anspannen und entspannen. Das hat viele Vorteile. Springen auf dem Trampolin putzt die Gefäße durch, baut arteriosklerotische Veränderungen wieder ab. Hält das Herz jung, den Geist wach, die Haut geschmeidig, das Knochengerüst beweglich, die Libido stark, Enzymsysteme arbeiten auf Höchstleistung. Und sonst hat das Trampolin nur noch einen Vorteil: Es steht zu Hause. Und lässt keine Ausrede zu: Fett abbauen, Gesundheit tanken, Nachrichten gucken.
Über das »Mini-Trampolin« hab ich ein Buch geschrieben. Das lege ich Ihnen ans Herz, falls Sie sich für ein Trampolin entscheiden. Leider hab ich hier nur Platz für ein Mini-Programm – und ein Kurz-Interview:

### »Weil's Spaß macht – und gesund ist«

Professor Dr. Ingo Froböse ist Leiter des Zentrums für Gesundheit an der Deutschen Sporthochschule Köln. Er selbst springt auf dem Trampolin »weil's Spaß macht – und gesund ist.«
*Was bringt das Trampolin für die Gesundheit?*
Das Training wirkt sich positiv aus auf das Herz-Kreislauf-System, die Rückenmuskulatur, die Wirbelsäule und die Bandscheiben. Es stärkt die Knochen, beugt Osteoporose vor. Man baut Übergewicht ab. Es trainiert die Beckenbodenmuskulatur, gut nach der Schwangerschaft und bei Inkontinenz. Der Lymphfluss wird angeregt, das stärkt das Immunsystem – allerdings nur bei moderatem Training. Das langsame Abfedern begünstigt den Stoffwechsel der Gelenkknorpel. Außerdem aktiviert Trampolintraining die Darmmuskulatur.
*Es trainiert gleichzeitig Ausdauer und Kraft?*
Ja. Trampolinhüpfen ist ein hervorragendes Ausdauertraining. Vorausgesetzt, man trainiert lange genug – 30 Minuten, wer will, mehr. Aber auch 10 Minuten bringen viel. Man trainiert Kraft und Muskulatur.
*Das Trampolin lädt zum Wippen, Walken, Laufen, Springen ein – welche Technik eignet sich am besten für wen?*
Wippen kann jeder. Es eignet sich besonders für den Einstieg. Walkend kann man Fett verbrennen, Ausdauer tanken und sich auch auf alternierende Bewegungen, wie das Laufen vorbereiten. Die Belastung ist noch relativ gering. Die Walk-Technik ist im Prinzip auch für jeden geeignet. Beim Laufen steigt die Belastung natürlich an. Man braucht schon etwas Kondition, damit der Puls nicht hochjagt und die Gelenke müssen stabil sein. Springen ist am anstrengendsten. Je höher und je häufiger man pro Zeiteinheit springt, desto trainierter muss der Körper sein.

## Machen Sie Ihr Trampolin zum Ritual

Ritual bedeutet Zelebrieren des Wesentlichen. Rituale verankern Sinnvolles im Tag, vermitteln Freude, Schutz und Sicherheit, entspannen, laden unsere Batterien auf. Rituale haben die Kraft, Gewohnheiten zu brechen. Brechen Sie mit der Bewegungslosigkeit. Machen Sie das Trampolinspringen zu Ihrem Ritual, indem Sie es zu einer festen Zeit einplanen und täglich genießen – von Kopf bis Fuß.
Starten Sie mit einer Minute. Tasten Sie sich langsam an das Gerät heran. Es kann jeder nutzen, mit fünf Jahren und mit 88 (für Unsichere gibt es spezielle Haltegriffe). Machen Sie anfangs Ihr 10-Minuten-Programm, und ich wette mit Ihnen: Es wird mit der Zeit ganz automatisch mehr.

## Erst mal checken lassen

Bevor Sie loslegen, sollten Sie sich kurz durchchecken lassen. Der Sportmediziner bestimmt Ihren Körperfettgehalt, macht ein Belastungs-EKG, liest Fitness-Faktoren in Ihrem Blut. Und macht einen Laktat-Test (40 Euro). Der zeigt, mit welchem Puls Sie effektiv trainieren, Gesundheit tanken und Fett verbrennen. Wenn Sie zu angestrengt trainieren, verbrennen Sie kein Fett, Milchsäure überschwemmt den Körper – die macht müde, verspannt und schwächt das Immunsystem. Wenn Sie gesundheitliche Probleme haben, egal, ob mit Bewegungsapparat oder Herz-Kreislauf-System, sollten Sie auf alle Fälle mit Ihrem Arzt über dieses Vier-Wochen-Programm sprechen.

## Das 10-Minuten-Programm

**Die Atmung:** Achten Sie darauf, dass Sie auf dem Trampolin tief und rhythmisch atmen. Sie sollten ganz bewusst möglichst lange ausatmen. So atmen Sie automatisch wieder tief in Ihren Bauch ein und füllen Ihre Lunge mit kostbarem Sauerstoff. Das beugt sauren Muskeln und Seitenstechen vor.
**Warm up – Wippen:** Um warm zu werden und ein Gefühl für das Trampolin zu kriegen, wippen Sie erst mal 2 Minuten. Stellen Sie sich aufrecht, die Füße (barfuß!) hüftbreit auf die Sprungmatte. Federn Sie nur mit Ihren Füßen.

---

Mit dem Mini-Trampolin können Sie Bewegung ganz einfach in den Alltag integrieren – starten Sie mit zehn Minuten. Warum nicht beim Nachrichtengucken? Sie tanken Fröhlichkeit, entgiften den Körper, bauen Muskeln auf – und verbrennen Fett.

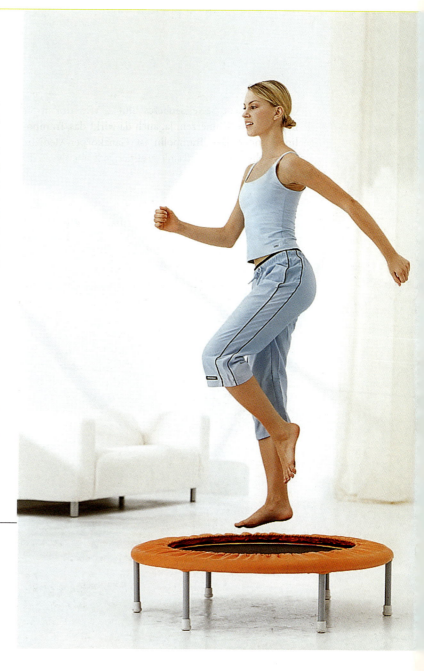

Die Zehen bleiben stets in Kontakt mit der Matte. Den Schwung holen Sie aus den Sprunggelenken. Beim Landen rollen Sie ab – der Fuß darf nicht steif in der Stöckelschuh-Position verharren. Arme und Schultern baumeln mit oder schwingen nach vorn und nach hinten.

Fatburner-Programm: Nach dem Warm-up beginnen Sie zu walken: 3 Minuten. Sie stehen hüftbreit, verlagern Ihr Gewicht von einem Bein auf das andere. Heben Sie das unbelastete Bein leicht an und beginnen Sie, auf der Stelle zu gehen. Die Arme schwingen gegenläufig mit. Gehen Sie dynamisch, ziehen Sie die Knie kräftig hoch und schwingen Sie die Arme durch. Steigern Sie langsam das Tempo – pulskontrolliert (siehe Kasten Seite 31).

● Nach 3 Minuten gehen Sie ins Laufen über: In aufrechter Haltung laufen Sie wie ein Jogger los, nur auf der Stelle. Rollen Sie die Füße sanft vom Vorfuß zur Ferse ab, die Knie bleiben leicht gebeugt. Die Arme schwingen gegengleich mit. Laufen Sie 3 Minuten. Wer sich schon sicher fühlt, kann sich auch im Twisten und leichten Hüpfen versuchen.

● Zum Abschluss walken Sie 1 Minute.

Cool-down: Um Ihren Puls langsam wieder runterzukriegen, wippen Sie noch mal 1 Minute.

### TIPP

Ein gutes Paar Laufschuhe kostet 150 Euro. Für ein bisschen mehr (170–200 Euro) bekommen Sie auch ein gutes Trampolin mit exzellenter Federung. Tun Sie sich und Ihrer Gesundheit einen Gefallen: kaufen Sie kein Billiggerät. Damit erzielen Sie nicht nur keinen guten Trainingseffekt, sondern Sie schaden Ihrem Körper. Sie wollen ein gutes Fatburner-Trampolin nach Hause geschickt haben? Bezugsquelle auf Seite 142. Dort kriegen Sie auch Pulsuhr, Fettwaage …

## Mini-Programm: entstressen

Stress macht auf gemeine und effektive Art und Weise dick. Er bezieht nämlich unser Gehirn ein – und dagegen sind wir machtlos. Zumindest so gut wie … US-Forscher machten Ratten ziemlich viel Stress und die fraßen Unmengen Fett und Zucker. Tröstendes Futter. Wurden kugelrund. Das kennen Sie auch: Das Gehirn schreit nämlich unter Stress nach Zucker. Und dem müssen wir einfach nachgeben. Zucker wirkt beruhigend, löst die Ausschüttung vom Botenstoff der guten Laune, der Beruhigung aus: Serotonin. Dauerstress lässt den gesamten Stoffwechsel entgleisen. Die Bauchspeicheldrüse produziert ständig Insulin, das das Fett auf den Hüften einsperrt – uns dick macht und schnell altern lässt.

### Das Gehirn muss umdenken

● Bieten Sie Ihrem Gehirn unter Stress Alternativen an. Ein Glas Gemüsesaft, ein paar getrocknete Apfelringe, eine kleine Atemübung – oder Bewegung. Auch die lockt Serotonin. Sie sorgt dafür, dass nach der Aufregung die Stresshormone schneller verschwinden. Wissenschaftler haben festgestellt: Schon 10–20 Minuten flottes Gehen kann uns aus der schlechten Laune herauskatapultieren. Es gibt kein besseres Mittel als Sport, um Spannung abzubauen, Energie aufzubauen.

● Schrauben Sie langfristig Ihre Stressgrenze hoch. Bewegung macht stressresistent und ein guter Treibstoff (viele Vitalstoffe pro Kalorie) tut das auch. Lernen Sie eine Entspannungsmethode. Beziehungen: Freunde und das Gespräch mit Ihnen sind das beste Polster gegen Stress. Bei Gesprächsmangel schreiben Sie Tagebuch. Man kann negative Emotionen nämlich kleinschreiben. Übrigens: Auch Musik hören und aktive Ablenkung durch Hausarbeit, am besten mit Musik hilft gegen Stimmungstiefs, gegen Stress.

## Akuten Stress wegatmen

Machen Sie gleich mal folgenden Versuch: Denken Sie eine, zwei Minute(n) lang intensiv an ein Erlebnis, das Ihnen ganz furchtbar peinlich war (oder Angst macht, Flugangst zum Beispiel). Bewegen Sie sich mit Ihren Gedanken, Ihren Gefühlen dort hin. Lassen Sie alle Bilder aufsteigen, alle Gerüche und Töne.

Wenn der Puls nicht um 20 Schläge hochgegangen ist, dann sind Sie ziemlich stressresistent. Stress lockt immer Adrenalin, und das erhöht den Blutdruck und lässt den Puls hochschießen, damit Sie schnell reagieren können – flüchten oder kämpfen. Dieser Test zeigt Ihnen, wie Stress mit Ihrem Puls zusammenhängt. Nun holen Sie den Puls wieder runter:

### Die einfache Anti-Stress-Übung

- Atmen Sie tieeeef aus – vier Sekunden lang.
- Atmen Sie tieeeef ein – vier Sekunden lang.
- Und nun halten Sie vier Sekunden lang die Luft an. Und machen das Ganze von vorne – viermal.

Schon haben Sie eine einfache Übung – ausatmen, einatmen, Luft anhalten, ausatmen … – die Sie immer dann einsetzen, wenn jemand oder etwas Sie stresst. Sie können über Ihren Atem die Herzfrequenz senken. Das beruhigt Ihr Gehirn. Sie können sich wieder besser konzentrieren. Und es holt Sie aus dem Grübeln. Denn Stress machen wir uns hauptsächlich im Kopf.

## Und noch mehr Anti-Stress-Tipps

Mit Magnesium holen Sie sich von der Erregung runter. Als Gegenspieler von Calcium (das erregte Nerven brauchen) lässt Magnesium besonnen handeln, weckt aber auch Körper und Geist. Magnesium macht belastbar. Auch Herz und Kreislauf. Forscher des Max-Planck-Instituts in München fanden heraus: Magnesium lässt

tief schlafen. Kennen Sie Ihren Magnesiumspiegel? Kann man beim Arzt messen lassen. Und leere Tanks dann mit Magnesium-Citrat auffüllen.

■ **Trinken** Wer täglich drei Liter Wasser trinkt, spült den Stress weg – und entsäuert. Ein saurer Körper reagiert empfindlicher auf Stress. Wer genug trinkt, kann sich besser konzentrieren, Stress kommt nicht so leicht auf.

■ **Achtsamkeit** Innehalten im Augenblick – mit allen Sinnen. Wer seine Sinne bewusst einsetzt, kommt leichter zur Besinnung. Die Sinne lassen einen den Augenblick bewusst erleben – und halten vom Grübeln ab.

■ **Gleich Tun** Wer sich sofort entscheidet, etwas zu tun, und es nicht auf die lange Bank schiebt, der setzt Energien frei. Aufgeschobene Entscheidungen lähmen und setzen unter Stress. Also: Sofort TUN, delegieren, entsorgen oder wenigstens einen Termin dafür festlegen.

Wer Stress abbaut, baut auch Pfunde ab. Lernen Sie eine Anti-Stresstechnik, trinken Sie magnesiumreiches Wasser, machen Sie alle 90 Minuten eine Pause …

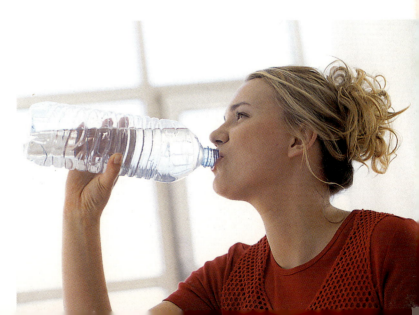

## Kleiner Diät-Leitfaden

Starten Sie an einem Samstag, Freitag, vor dem Schlafengehen, nehmen Sie ein leichtes Abführmittel: Einen Esslöffel Rizinusöl, das Sie mit etwas Wasser, einem Schuss Zitronensaft, einer Prise Salz und etwas Ingwerpulver verrühren. In dieser Form ist Rizinusöl erträglicher und führt auch nur leicht, aber gut ab.

### Die Rezepte und die Carbs

Auf den folgenden Seiten finden Sie für jeden Programm-Tag vier Seiten mit
● Frühstück für einen GLYX-niedrigen Start in den Tag.
● Snack & Drink, den nehmen Hungrige als Zwischenmahlzeit ein. Man kann sie weglassen oder aber auch als Vor- oder Nachspeise an ein Menü anhängen. Der Drink kann auch das Frühstück ersetzen.
● Kalte Mahlzeit – die können Sie auch ins Büro mitnehmen.
● Warme Hauptmahlzeit – die essen Sie mittags oder abends, wie Sie wollen. Und davor einen Salat oder eine Gemüsesuppe (Rezept Seite 24).
Die Rezepte sind unter der Woche für eine Person ausgelegt, am Wochenende kochen Sie mit ein wenig mehr Zeitaufwand Liebevolles für zwei. Kochen Sie für mehr Personen? Dann können Sie die Zutaten einfach verdoppeln, verdreifachen, vervierfachen …
● Carbs zählen: In den ersten beiden Wochen bleiben Sie bei rund 100 Carbs. Spielen Sie damit. Bleiben Sie aber pro Mahlzeit unter 40. Lassen Sie zwei- bis dreimal pro Woche abends die Extra-Carbs (Beilage) weg. Dann kommen Sie nachts in ein Insulin-Tief und verbrennen noch mehr Fett. Wenn Sie stark übergewichtig sind und nicht satt werden, dann erhöhen Sie Gemüse, Eiweiß-Lieferanten (im Rezept mit ➜ gekennzeichnet) und zum Schluss die Beilagen, so dass Sie satt werden.

● Mengen-Lehre: Unsere Brotscheiben sind keine Riesenbrummer. Sie wiegen 40 Gramm. Testen Sie das mal auf der Waage aus. Ab der 3. Woche wiegen sie 60 Gramm. Auch die Pastaportion erhöhen wir ab der dritten Woche auf 50 Gramm (bitte immer bissfest, al dente kochen, dann haben die Nudeln einen niedrigeren GLYX). Reis gibt's dann auch 50 Gramm (ja: Rohgewicht).
● Wenn Sie mal Lust haben auf eine riesige Portion Nudeln, dann essen Sie die. Und gleichen Sie das mit der nächsten Mahlzeit aus. Lassen Sie die Carb-Beilage weg.
● Wenn Sie Brot kaufen, dann wählen Sie Vollkorn mit hohem Schrotanteil, am besten Roggensauerteig, das hat den niedrigsten GLYX.
● Nach den vier Wochen testen Sie aus (Beilagenportionen erhöhend), wie viel GLYX-niedrig-Lebensmittel Sie gut vertragen, um weiter abzunehmen oder das Gewicht zu halten. Der Stoffwechsel ist nämlich individuell.

### Achten Sie auf Ihr tägliches Muss

● 3 Liter Wasser und/oder Tee ● 1 EL Leinsamen (geschrotet) ● 1 EL Weizenkeime ● 1 TL Hefeflocken ● 1 TL Leinöl ● 20 g Nüsse

### WAS SIE BRAUCHEN & TUN SOLLTEN

● Besorgen Sie sich: Rizinusöl, unraffiniertes Sesamöl, Thermoskanne, dicht schließende Frischhaltebox, Pulsuhr, Fettwaage.
● Sprechen Sie mit Ihrem Arzt über die Diät. Messen Sie Ihre Blutwerte – damit Sie sehen, wie sie sich verbessern. Und reden Sie mit ihm über Nahrungsergänzung, ob es und was in Ihrem Fall sinnvoll wäre.
● Trinken Sie jeden Morgen das Glas Wasser, das auf Ihrem Nachttisch steht.

Das haben wir nicht alles täglich in die Rezepte eingebaut, das geben Sie bitte selbstständig dazu. Das Leinöl können Sie unter Ihren Gemüsesaft quirlen oder in Ihre Salatsauce geben. Leinsamen, Weizenkeime und Milchhefeflocken passen ins Müsli, in den Joghurt, in den Shake, in die Suppe. Nüsse so knabbern, über den Salat oder ins Müsli geben.

Achten Sie außerdem täglich auf: • 1 Glas Gemüsesaft • 1 Schüssel Salat vor dem Essen (Rezept Seite 25). Ihren Ballaststoffhaushalt können Sie mit • täglich 1 EL Weizenkleie aufstocken.

## Austausch & Aufgabe für jeden Tag

• Schmeckt Ihnen ein Frühstück besonders gut? Dann können Sie es ruhig häufiger essen. Ein anderes, das Sie nicht mögen, weglassen. Genauso gehen Sie mit den anderen Rezepten um. Tipps für unterwegs stehen auf Seite 39. Hilfestellungen für den Restaurantbesuch auf Seite 55.
• Auf Seite 138 finden Sie eine Tabelle, in der auch die GLYX-Carbs stehen. Falls Sie eigenständig etwas variieren wollen – nur zu.
• Jeden Tag haben wir ein, zwei oder drei kleine Aufgaben für Sie parat, die das Leben leichter machen. Probieren Sie sie aus, und wenn sie Ihnen gefallen, nehmen Sie sie mit in Ihr neues Leben.

## Wie viel wiegen Sie?

Mit unseren Rezepten wird ein 70-Kilo-Mensch satt. Wenn Sie mehr wiegen, erhöhen Sie eigenständig die Portionen. Wiegen Sie beispielsweise 100 Kilo, dann erhöhen Sie die Eiweißlieferanten um 50 Prozent. Also: Fisch, Geflügel, Fleisch, Eier, Hülsenfrüchte, Milch- bzw, Sojaprodukte. Wir haben sie in den Rezepten mit einem grünen Pfeil → gekennzeichnet. Das ist wichtig, damit Sie auf Ihre Eiweißformel von etwa 1,5 Gramm pro Kilo Körpergewicht kommen. Vom Gemüse können Sie immer, egal, wie viel Sie wiegen, so viel essen, wie Sie wollen. Werfen Sie einen Blick auf folgende Orientierungshilfe:

■ Sie wiegen zwischen 60 und 75 kg: Übernehmen Sie die Mengen, die in den Rezepten angegeben sind.
■ Sie wiegen 75–95 kg: Dann dürfen Sie die Eiweißportion um etwa ein Drittel aufstocken.
■ Sie wiegen 95–110 kg: Legen Sie etwa 50 Prozent mehr Eiweiß drauf.
■ Sie wiegen über 120: Eiweiß-Portionen verdoppeln.
■ Bei sehr starkem Übergewicht empfehle ich als Nahrungsergänzung ein hochwertiges Eiweißpulver – mit maximal 15 Prozent Kohlenhydratanteil. Weil Sie es schwer haben, den Eiweißbedarf mit normalem Essen zu decken. Und Sie aber Eiweiß brauchen, damit der Körper Ihre Muskeln nicht abbaut und Sie Ihr Fett verbrennen.

## Was hat Saison?

Es ist natürlich schwierig, ein Vier-Wochen-Programm zu schnitzen, das auf das ganze Jahr passt. Besonders, wenn die Philosophie, die dahinter steckt, vor allem Produkte aus eigenen Landen und nach der Saison empfiehlt. Deswegen haben wir unter »Gut zu wissen« auch Alternativen genannt. Vieles gibt es aus der Tiefkühltruhe, die stets mit Gemüse, Obst, Fisch gefüllt sein sollte. Außerdem finden Sie dort Infos, Tipps & Tricks rund um die schnelle Genuss-GLYX-Küche des jeweiligen Tages.

## Was trinken?

Wasser mit Zitrone, Sanddornmuttersaft oder Teeblättern. Täglich ein Glas Gemüsesaft. Wer keine Zeit hat, frisch zu pressen, kann auch mal ein Gläschen Direktsaft trinken – am besten mit Wasser verdünnt. Und gegen ein Gläschen trockenen Wein hat weder die GLYX-Fee noch der Doktor etwas einzuwenden.

## Und nun noch die Rezepte für jeden Tag

Zeitlose sollten immer einen Vorrat von der Magischen Kohlsuppe in der Tiefkühltruhe haben. Als Entschlackungsmahlzeit, wenn man mal über die Stränge geschlagen hat. Wunderbar für die Thermoskanne, falls Sie unterwegs sind, nicht kochen können. Eine ideale »Fasten-Mahlzeit«, wenn Sie ein »Festessen« ausgleichen müssen.

Der GLYX-Salat begleitet Sie jeden Tag, vor der Hauptmahlzeit. Wählen Sie einfach Salate der Saison und machen Sie sich die Vinaigrette auf Vorrat dazu.

Drei Esslöffel Powermüsli ersetzen das Frühstück, wenn keine Zeit zum Schnippeln ist. Aber bitte: ein Stück Obst und ein Milch- oder Sojaprodukt dazu.

Die GLYX-Pasta-Sauce steht ebenfalls im Vorrat. Und kommt dann zum Einsatz, wenn's superschnell gehen muss. 50 g Vollkornnudeln erhitzen, Sauce drüber – eine 35-Carbs-Mahlzeit.

Die Kohlsuppe ist ein kleines Wunder für den Körper: sie entschlackt, kurbelt die Fettverbrennung an – und verwöhnt mit Vitalstoffen.

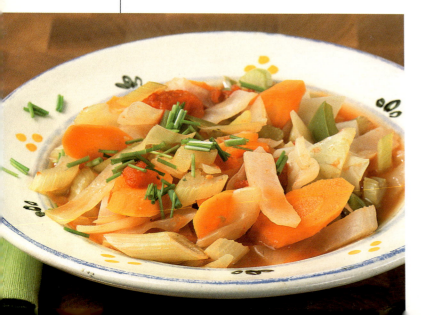

## Magische Kohlsuppe

Für 4 Portionen

*300 g Weißkohl*
*150 g Möhren*
*3 Stangen Staudensellerie*
*2 große Frühlingszwiebeln*
*1 kleine grüne Paprikaschote*
*2–3 TL glutamatfreie Gemüsebrühe (Instant)*
*1 kleine Dose Tomaten (240 g Abtropfgewicht)*
*schwarzer Pfeffer*

Pro Portion
Eiweiß: 3 g • Kohlenhydrate: 8 g • Fett: 1 g

**1.** Den Kohl putzen, vierteln, vom Strunk befreien und in Streifen schneiden. Möhren schälen, Sellerie putzen und beides schräg in Scheiben schneiden. Frühlingszwiebeln putzen, waschen und in feine Ringe schneiden. Paprikaschote waschen, halbieren, putzen und klein würfeln.

**2.** In einem großen Topf $3/4$ l Wasser mit der Brühe aufkochen lassen, das Gemüse und die Tomaten samt Saft dazugeben. Aufkochen lassen, pfeffern, Gewürze nach Belieben (siehe Varianten) dazugeben. Das Gemüse zugedeckt bei schwacher Hitze in 20 Min. garen.

**3.** Eine Portion Suppe sofort essen, Rest portionsweise in Gefrierbehältern einfrieren und bei Bedarf auftauen.

**V A R I A N T E N :** Die Suppe können Sie abwandeln:
• kräuterwürzig: 1 Bund gemischte Kräuter (z.B. Basilikum, Schnittlauch, Petersilie) hacken und unterrühren.
• herzhaft: 1 Lorbeerblatt, 5 Wacholderbeeren und 1 TL Kümmel mitköcheln lassen.
• mediterran: 1 Zweig Rosmarin und $1/2$ Bund Thymian hacken. 2 Knoblauchzehen würfeln, alles mitgaren.

## GLYX-Vinaigrette

**Für 4 Portionen**

*3 EL Weißweinessig*
*Salz*
*schwarzer Pfeffer*
*$1/2$ TL scharfer Senf*
*2 EL Raps- oder Olivenöl*
*2 EL Walnussöl*
*1 EL Leinöl*

**Pro Portion**
Eiweiß: 0 g ● Kohlenhydrate: 0 g ● Fett: 10 g

1. Den Essig, Salz, Pfeffer und Senf mit einem Schneebesen verquirlen. Nach und nach alle Ölsorten in dün-
nem Strahl einlaufen lassen und weiterschlagen, bis
eine cremige Sauce entstanden ist.

2. Die Vinaigrette in eine Flasche oder ein Glas mit
Schraubdeckel füllen und im Kühlschrank aufbewahren.
Nach Bedarf entnehmen und vor Gebrauch kräftig durch-
schütteln.

**V A R I A N T E N :** Die Vinaigrette nach Wunsch mit
folgenden Zutaten abwandeln:
● 1 EL gehackte Kräuter, z.B. Schnittlauch, Petersilie, Dill
oder Basilikum, dazugeben.
● Je 1 fein gewürfelte Schalotte und Knoblauchzehe
unterheben.
● 1 EL fein gehackte Sonnenblumen- oder Kürbiskerne in
die Sauce rühren.

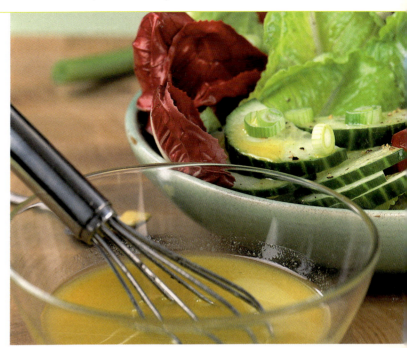

Schlank-Tipp: Essen Sie einmal pro
Tag einen großen GLYX-Salat vor
dem Essen. Die Vinaigrette können
Sie auch auf Vorrat zubereiten.

**TIPP**

Für den täglichen GLYX-Salat 100 g Blattsalat wie Kopfsalat, Romana, Radicchio, Lollo rosso putzen und
mundgerecht zerpflücken. Mit 2 EL GLYX-Vinaigrette
mischen. Die Salatblätter noch mit 150 g Rohkost
ergänzen. Es passen: Salatgurke, Radieschen, Tomate,
Paprikaschote, Rettich, Frühlingszwiebeln oder Sprossen aller Art dazu.

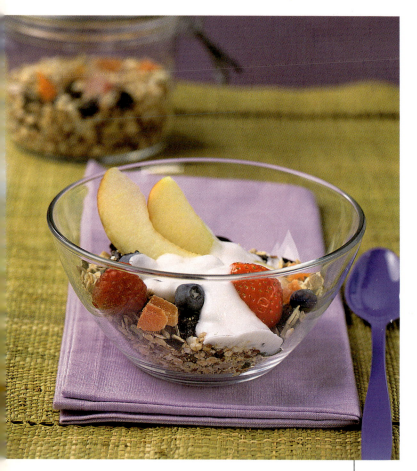

Im praktischen GLYX-Regal steht eine Power-Müslimischung. Wer Lust darauf hat, genießt es statt unserer Frühstücksvorschläge. Drei Esslöffel Müsli mit Obst der Saison und einem Milchprodukt mixen.

## Power-Müslimischung

Für 1 Vorratsdose (etwa 800 g)

*je 150 g kernige und zarte Haferflocken*
*100 g Haferkleie*
*50 g geschroteter Leinsamen*
*je 20 g Sesamsamen, Kürbis- und Sonnenblumenkerne*
*200 g Trockenfrüchte (z. B. Aprikosen, Pflaumen, Äpfel)*

Pro Portion (20 g):
Eiweiß: 2 g ● Kohlenhydrate: 8 g ● Fett: 2 g

**1.** Die Haferflocken mit der Kleie und dem Leinsamen in einer Schüssel mischen.

**2.** Die Sesamsamen in einer Pfanne ohne Fett goldbraun rösten. Kürbis- und Sonnenblumenkerne grob hacken. Trockenfrüchte in kleine Würfel schneiden und mit dem Sesam, Kürbis- und Sonnenblumenkernen zur Müslimischung geben.

**3.** Alles mischen und in eine gut verschließbare Vorratsdose füllen. An einem kühlen, dunklen Ort aufbewahren – so gehen keine Nährstoffe verloren und das Fett in den Samen wird nicht ranzig.

T I P P : Fürs Frühstück 3 EL Müslimischung mit frischem Obst, z.B. Beeren, Orange, Apfel, Birne, Pfirsich oder Pflaume mischen, ein Milch- oder Sojaprodukt Ihrer Wahl, wie Joghurt, Dickmilch, Kefir oder Sojajoghurt, zum Müsli geben.

## GLYX-Pasta-Sauce

**Für 4 Portionen**

*1 Bund Suppengrün*
*1 Zwiebel*
*1 Knoblauchzehe*
*1 EL Olivenöl*
*1 große Dose Tomaten (800 g Inhalt)*
*2 Lorbeerblätter*
*1 Zweig Rosmarin*
*3 Zweige Thymian*
*Salz*
*schwarzer Pfeffer*

**Pro Portion**
Eiweiß: 4 g ● Kohlenhydrate: 10 g ● Fett: 3 g

**1.** Das Suppengrün putzen, waschen, würfeln. Zwiebel und Knoblauch schälen, beides fein hacken.

**2.** Das Öl in einem breiten Topf erhitzen. Suppengrün, Zwiebel und Knoblauch darin bei mittlerer Hitze 5 Min. andünsten. Tomaten samt Saft einrühren. Mit einem Kochlöffel zerdrücken. Lorbeerblätter, Rosmarin und Thymian, Salz und Pfeffer dazugeben. Offen bei schwacher Hitze 20 Min., besser 40 Min., köcheln lassen. Ab und zu umrühren, salzen und pfeffern.

VARIANTEN: Die Sauce nach Wunsch abwandeln:
● Für Sauce Bolognese 200 g Tatar oder fein gehacktes Kalbsschnitzel mit dem Gemüse anbraten.
● 1 Dose Tunfisch im eigenen Saft (170 g Abtropfgewicht) abgetropft zufügen.
● Je 1 EL Kapern und fein gehackte schwarze Oliven untermischen.
● 2–3 getrocknete, zerbröselte Chilischoten zugeben.

**TIPP**

### WUNDERBARE HELFER

**Flockenquetsche:** Zehnmal drehen und schon gibt's frische Flocken. Für Müsli-Fans ein absolutes Muss. Wer seine Getreidekörner selbst zu Flocken quetscht, erntet den vollen Geschmack und die gesamte Bandbreite an Vitalstoffen. Denn gekaufte Flocken sind wärmebehandelt und haben bereits viele Vitamine und Mineralstoffe eingebüßt. Eine gute Quetsche schafft 100 g Körner pro Minute – mit variabel einstellbarem Feinheitsgrad.

**Magische Suppe aus dem Eis:** Kochen Sie sich einen großen Vorrat von der Magischen Kohlsuppe. Portionsweise einfrieren – dann auftauen lassen, wenn Sie über die Strenge geschlagen haben, einen Suppentag einlegen wollen oder keine Zeit zum Kochen haben. In die Thermoskanne abfüllen und mitnehmen. Wer das Süppchen löffelt, wird schlank beim Essen, es entschlackt, kurbelt die Fettverbrennung an und liefert ganz viele Vitalstoffe. Für Zeitlose gibt's die »Magische Kohlsuppe« der Marke Jütro ab Februar 2006 auch in der Tiefkühltruhe. Natürlich ohne Aroma- und Konservierungsstoffe. Fragen Sie einfach in Ihrem Supermarkt nach.

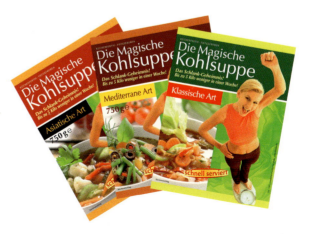

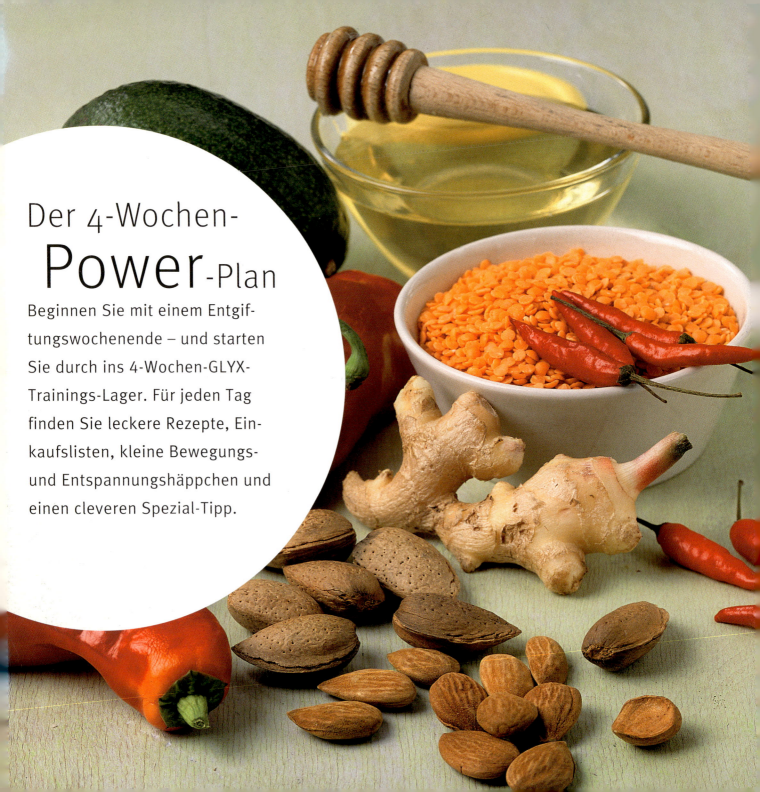

# Der 4-Wochen-
# Power-Plan

Beginnen Sie mit einem Entgiftungswochenende – und starten Sie durch ins 4-Wochen-GLYX-Trainings-Lager. Für jeden Tag finden Sie leckere Rezepte, Einkaufslisten, kleine Bewegungs- und Entspannungshäppchen und einen cleveren Spezial-Tipp.

# Achtung, fertig, los ...

## ... Ihr erstes Wochenende

Herzlich Willkommen im Vier-Wochen-Powerplan. An diesem Wochenende steht »Entspannen und Entgiften« auf dem Programm. Das heißt: Ein bisschen Ayurveda, sprich 2000 Jahre alte indische Heilkunst, ein wenig Schulwissen. Sie starten Ihren Tag im Bett, mit einem zimmerwarmen Glas Wasser. Das löst den gastrokolischen Reflex aus, nach zehn Minuten muss man aufs Örtchen. Danach messen Sie mit der Pulsuhr Ihren Ruhepuls (händisch: Mittelfinger an Halsschlagader legen, 15 Sekunden zählen, mal vier nehmen).

## Ruhepuls messen

Der Puls ist etwas ganz Wichtiges in Ihrem Leben: er schnellt hoch, wenn Sie aufgeregt sind, er geht runter, wenn Sie sich entspannen. Im Laufe der Zeit zeigt er, ob Sie Fitness tanken. Deswegen messen Sie heute Morgen, wie jeden Morgen in den nächsten vier Wochen, Ihren Ruhepuls. Und morgen rechnen Sie mit der Formel auf Seite 31 Ihren Belastungspuls aus. Den Ruhepuls müssen Sie heute nur im Tagebuch (innere Umschlagseite hinten) notieren – außer Sie machen freiwillig Ihr Mini-Programm auf dem Trampolin (siehe Seite 19). Das entgiftet wunderbar, weil es die Lymphe zum Fließen bringt.

## Honigwasser trinken

Lassen Sie dieses Wochenende das Frühstück ausfallen. Trinken Sie dafür ein warmes Glas Zitronenwasser mit Honig. Sie dürfen auch einen Apfel reiben, wenn Sie dringend etwas im Bauch brauchen. Für das Honigwasser 300 ml Wasser aufkochen lassen, auf etwa 40° C abkühlen lassen, Saft von einer halben Zitrone zufügen und mit einem Teelöffel Honig süßen.

## Gereiftes Sesamöl und Ingwerwasser

- Dann bereiten Sie sich gereiftes Sesamöl: Gießen Sie das Sesamöl in einen Topf und geben Sie ein paar Tropfen Wasser dazu. Gleich! Nicht später, sonst haben Sie das heiße Öl im Gesicht. Erhitzen, bis die Wassertropfen platzen, dann hat das Öl 100° C. Abkühlen lassen. Dann können Sie es wieder in die Flasche füllen.
- Schneiden Sie 3–5 Ingwerscheiben ab und geben Sie diese in einen Topf mit einem Liter Wasser. 10 Min. kochen. In eine Thermoskanne füllen und jede Stunde ein Glas trinken. Ingwerwasser empfiehlt die ayurvedische Medizin, weil es den Stoffwechsel anregt, die Verdauung fördert und außerdem gesund ist. Bis das Sesamöl abgekühlt ist, haben Sie Zeit für ein schönes Buch, einen kleinen Spaziergang. Dann gehen Sie ins Bad.

Starten Sie den Tag mit Honigwasser für Stoffwechsel und Immunsystem. Kurbeln Sie mit heißem Ingwerwasser tagsüber das Verdauungsfeuer an.

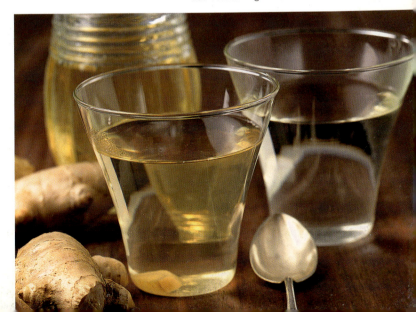

# 1. Wochenende

## Kleines Programm fürs Wochenende

• Schlafen Sie sich aus. Kein Wecker holt Sie aus dem Tiefschlaf.

• Starten Sie Ihr Entgiftungsprogramm mit Ölziehen: Nehmen Sie 1 TL bis 1 EL gereiftes Sesamöl in den Mund. Das Öl 5–10 Min. hin und her bewegen. Durch die Zähne ziehen, kauen. So lange, bis das Sesamöl weißlich wird. Ausspucken und den Mund gut ausspülen. Die Mundschleimhaut ist ein guter Ausleitungsort für Gifte. Das Öl holt Schwermetalle und andere Giftstoffe aus dem Körper. Zudem wirkt es heilend auf die Mundflora. Toller Nebeneffekt: Macht weiße Zähne.

• Brühen Sie sich, wenn Sie wollen, morgens und abends eine Tasse Charantia-Tee (siehe auch Seite 16).

• Dann bereiten Sie sich das leichte Gemüsegericht und das Lassi (indischer Joghurt-Mix) für mittags zu.

• Vor dem Mittagessen 2–3 Scheibchen von 1 frischen Ingwerwurzel mit einigen Tropfen Zitronensaft und etwas Kristall- oder Meersalz essen.

• Samstagnachmittag gönnen Sie sich ein Salzbad und eine Ölmassage, wie im Kasten auf dieser Seite beschrieben. Die Ölmassage dürfen Sie sonntags wiederholen.

• Sonntagnachmittag machen Sie sich mit Ihrer Puls-Formel, siehe Seite 31, auf die Piste, tanken »Lust auf mehr Bewegung.«

• Beschäftigen Sie sich an diesem Wochenende nur mit etwas, was Sie entspannt. Lesen, spazieren gehen, Musik hören …

• Abends essen Sie ein Süppchen (Seite 33 oder 35).

• Bitte verzichten Sie heute und morgen auf Alkohol.

• Auf Ihre Eiweißformel (siehe Seite 23) achten Sie erst ab Montag.

• Und machen Sie noch einen kleinen entspannenden Abendspaziergang. Auch 500 Meter sind schon gut.

### TIPP

**MIT SALZ & ÖL ENTSPANNEN UND ENTGIFTEN**

Die Entgiftungsmethoden mit Öl kommen aus der ayurvedischen Medizin. Sie empfiehlt hochwertiges Sesamöl und zwar »gereift«, weil es so die Gifte besser aus dem Körper leitet. Eine wunderbar entspannende Tradition. Gönnen Sie sich und Ihrer Haut die Ölmassage – heute nach dem Meersalzbad. Das entschlackt den Körper, regt den Stoffwechsel an, zieht überflüssiges Gewebewasser heraus und füllt den Körper gleichzeitig mit Mineralien auf.

• **Meersalzbad:** 500 g Meersalz in die Badewanne geben und mit sehr heißem Wasser auflösen. Danach kühleres Wasser zulaufen lassen, die ideale Badetemperatur liegt bei 38° C, zum Schluss 5 Tropfen ätherisches Lavendelöl zugeben. Rund 15 Min. in der Badewanne bleiben, hinterher lauwarm abduschen und die Ölmassage genießen. Wichtig: Erst mal ein großes Glas Ingwerwasser trinken.

• **Ölmassage:** Setzen Sie sich im warmen Badezimmer, bequem auf einen Stuhl. Ein wenig Öl in beide Hände nehmen, nur so viel, dass es einen dünnen Film auf der Haut bildet und nicht tropft. Beginnen Sie die Massage auf der Kopfhaut, an den Ohren und im Gesicht. Jeweils mit kreisenden Bewegungen mit leichtem Druck massieren. Dann etwas sanfter Hals, Nacken und Brustbein massieren. Nun den Bauch mit den Handflächen im Uhrzeigersinn kreisend massieren. Anschließend sind Arme, Hände, Beine und Füße an der Reihe: mit festem Druck auf- und abstreichen. Massieren Sie etwa 10 Min. Das Öl zieht nach einigen Min. in die Haut ein. Nach der Massage nehmen Sie eine Dusche. Das Öl bleibt über den ganzen Tag wie ein feiner schützender Film auf Ihrer Haut.

## Sonntags-Lust auf mehr Bewegung?

Am Sonntag schnallen Sie Ihre Pulsuhr um und gehen 30 Min. zügig spazieren. Sie haben zwei Möglichkeiten:
- Nach 5 Min. bringen Sie Ihren Puls 2–3 Min. lang auf Ihren optimalen Belastungspuls (rechte Spalte), indem Sie powerwalken. Achten Sie darauf, dass Ihr Puls nicht über Ihren Idealwert hinausschnellt. Geht Ihnen die Luft aus, schalten Sie einfach wieder einen Gang zurück. Machen Sie diese Powerwalking-Einheit 5-mal. Wenn Sie das die ganze Woche täglich durchhalten, 5-mal 2–3 Min., dann können Sie in der nächsten Woche 5-mal 3–4 Min. powerwalken. In der übernächsten 5-mal 4–5 Min. Und am Ende unseres Vier-Wochen-Programms wären Sie am Ziel: ein Powerwalker.
- Ist Ihnen das zu langsam, fühlen Sie sich sehr fit? Dann

---

Abnehmen tut nur, wer sich mit dem richtigen Puls bewegt – er darf nicht rasen, aber auch nicht schlafen. Ihre Pulsformel finden Sie rechts.

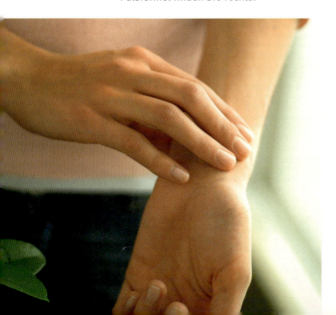

versuchen Sie es mit der pulskontrollierten 2:1-Formel: 2 Min. schneller, 1 Min. langsam, 2 Min. schneller, 1 Min. langsam …, vielleicht schaffen Sie es auch schon, die schnellen 2 Min. zu joggen, anstatt zu walken. Auf diese Weise wären Sie am Ende des Programms: ein Jogger.

## Der richtige Trainingspuls

Sie waren nicht beim Sportmediziner, um per Laktat-Test Ihren individuellen Puls zu ermitteln? Na, dann rechnen Sie ihn wenigstens aus.

### Die Pulsformel

Ermitteln Sie Ihren Ruhepuls. Legen Sie sich mit angelegter Pulsuhr ein paar Min. aufs Sofa, entspannen Sie sich. Dann schauen Sie auf Ihre Pulsuhr, Sie sehen Ihren Ruhepuls. Genauer ist dieser Wert, wenn Sie morgens nach dem Aufwachen im Bett Ihren Ruhepuls ablesen.
Ihr Ruhepuls: _____
Jetzt bestimmen Sie Ihre Trainings-Herzfrequenz (TH) mit folgender Formel:

$$TH = (220 - \tfrac{3}{4} LA - RHF) \times X + RHF$$

LA = Lebensalter, RHF = Ruheherzfrequenz, X = Trainingszustand

**Berechnen Sie diese Formel zweimal**
- Sind Sie untrainiert bis mäßig trainiert, setzen Sie für X die Werte 0,6 und dann 0,65 ein.
- Mittelmäßig Trainierte setzen 0,65 und 0,70 ein.
- Trainierte bis Leistungssportler 0,70 und 0,80.

Und so errechnen Sie einen Puls-Bereich, in dem Sie trainieren. Wichtig: Es handelt sich um eine Formel, hören Sie immer auch auf Ihren Körper. Ist Ihnen dieser Puls zu anstrengend, schalten Sie einen Gang runter. Fühlen Sie sich unterfordert, trainieren Sie mit ein bisschen mehr Elan.
Ihr Belastungspuls: von _____ bis _____.
Wichtig: Berechnen Sie diesen Wert täglich neu. Er verändert sich mit zunehmender Fitness!

## Ist das **alles** da?

### FRISCH

*1 kleiner Blumenkohl, 200 g Mangold,
2 Möhren, frischer Ingwer, Petersilie, Minze,
500 g Naturjoghurt, 1 kleine Avocado,
1 Limette, 150 g Weiß- oder Spitzkohl,
1 Stange Staudensellerie, 1 rote Paprikaschote, 1 kleiner Zucchino, Schnittlauch*

### VORRAT

*Zwiebeln, Knoblauch, rote Chilischoten, gut
500 g Meersalz, schwarzer Pfeffer, Currypulver, Akazienhonig, ungesüßte Kokosmilch
(Dose), Rapsöl, gehackte Tomaten (Dose),
Gemüsefond oder -brühe, indische Currypaste (Glas, Beutel), Mineralwasser, Basmatireis, Cayennepfeffer, Zimtstange, Gewürznelken, rote Linsen, Mandeln gehackt*

### SONSTIGES

*Pulsuhr, Thermoskanne, Charantia-Tee,
Zitrone, gereiftes Sesamöl, ätherisches
Lavendelöl, Eiswürfel*

▶ **Samstagmittag**

# Indischer Blumenkohl mit Tomaten

Für 2 Personen

*1 kleiner Blumenkohl (etwa 500 g)
1 Stück frischer Ingwer (haselnussgroß)
1 kleine Zwiebel
1 Knoblauchzehe
1 rote Chilischote
1 EL Rapsöl
2–3 TL Currypulver • Salz
200 g gehackte Tomaten (Dose)
200 ml Gemüsefond oder -brühe
100 g Naturjoghurt
schwarzer Pfeffer • 1/2 Bund Petersilie*

Eiweiß: 7 g • Kohlenhydrate: 12 g • Fett: 7 g

**1.** Den Blumenkohl waschen, putzen und in Röschen teilen, den Strunk in Scheiben schneiden. Ingwer, Zwiebel und Knoblauch schälen und fein hacken. Chilischote waschen, putzen, entkernen und klein würfeln.

**2.** Öl in einem breiten Topf erhitzen, Zwiebel, Knoblauch, Ingwer und Chilischote kurz andünsten. Blumenkohl dazugeben und 3 Min. mitbraten. Mit Currypulver bestäuben, kurz anschwitzen und salzen. Tomaten aus der Dose und die Brühe zugeben. Alles zugedeckt bei mittlerer Hitze 10 Min. dünsten.

**3.** Topf vom Herd nehmen, Joghurt einrühren, mit Salz und Pfeffer abschmecken. Petersilie waschen und trocken-schütteln. Die Blättchen grob hacken und darüber streuen.

**BEILAGE:** pro Portion 40 g Vollkorn-Basmatireis

▶ **Samstagabend**

# Kokossuppe mit Mangold

**Für 2 Personen**

*200 g Mangold*
*1 Möhre*
*1 Stück frischer Ingwer (haselnussgroß)*
*1 kleine rote Chilischote*
*1 EL Rapsöl*
*1/2 l Gemüsefond oder -brühe*
*200 g ungesüßte Kokosmilch (Dose)*
*1–2 TL indische Currypaste (Asienregal)*
*Salz*

Eiweiß: 4 g • Kohlenhydrate: 11 g • Fett: 28 g

**1.** Den Mangold waschen, putzen und in Blätter zerlegen. Die Stiele fein würfeln, die Blätter grob hacken. Die Möhre putzen, schälen und klein würfeln. Den Ingwer schälen, Chilischote waschen, putzen und entkernen, beides fein würfeln.

**2.** Das Öl in einem Topf erhitzen, Ingwer und Chilischote darin kurz andünsten. Möhre und Mangoldstiele hinzufügen, 3 Min. mitdünsten.

**3.** Fond oder Brühe und die Kokosmilch angießen und zum Kochen bringen. Currypaste einrühren und alles bei schwacher Hitze 5 Min. köcheln lassen. Das Mangoldgrün dazugeben und weitere 2 Min. mitgaren, salzen.

**T I P P :** Indische Currypasten gibt es in Gläsern oder Beuteln verpackt im Asienregal im Supermarkt. Einmal geöffnet, halten sie sich im Kühlschrank monatelang.

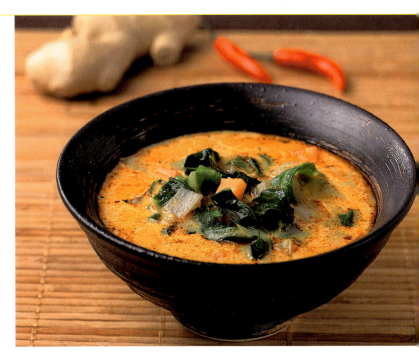

Leichte Suppen liebt der Körper. Weil sie entschlacken. Kokosnuss liebt die Seele. Weil sie Selen liefert, das fröhlich macht.

▶ **Drink**

# Kokos-Minze-Lassi

**Pro Drink**
Eiweiß: 3 g • Kohlenhydrate: 11 g • Fett: 13 g

Für 2 Drinks 150 g Naturjoghurt mit 100 ml ungesüßter Kokosmilch (Dose), den Blättern von 2 Minzezweigen und 2 TL Akazienhonig im Mixer pürieren. Je 2 Eiswürfel in Gläser geben, Lassi draufgießen. Mit 100 ml Mineralwasser auffüllen. 4 Minzeblätter hacken, drüberstreuen.

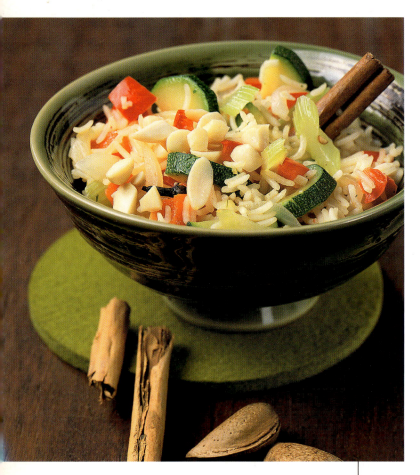

Wie lautet das Schlank-Geheimnis eines Gemüse-Pilaws? Ganz einfach: Reis & Gewürze. Reis entwässert und Zimt senkt den Insulinspiegel, wirkt sich positiv auf die Fettverbrennung aus.

▶ **Sonntagmittag**

## Gemüse-Pilaw mit Mandeln

Für 2 Personen

*1 Stange Staudensellerie*
*1 rote Paprikaschote*
*1 kleiner Zucchino*
*1 Zwiebel*
*1 Knoblauchzehe*
*1 EL Rapsöl*
*1 Stange Zimt*
*2 Gewürznelken*
*80 g Basmatireis*
*200 ml Gemüsebrühe*
*Salz*
*schwarzer Pfeffer*
*30 g gehackte Mandeln*

Eiweiß: 9 g ● Kohlenhydrate: 43 g ● Fett: 14 g

**1.** Staudensellerie waschen, putzen und in feine Scheibchen schneiden. Paprikaschote waschen, halbieren, putzen und klein würfeln. Den Zucchino waschen, putzen, längs halbieren und in Scheiben schneiden. Zwiebel und Knoblauch schälen. Zwiebel in Streifen schneiden, Knoblauch fein hacken.

**2.** Das Öl in einem Topf erhitzen, Zimt und Nelken darin kurz anrösten. Zwiebel und Knoblauch zufügen, glasig dünsten. Gemüse und Reis dazugeben und 3 Min. andünsten. Mit der Brühe auffüllen, offen bei schwacher Hitze 15–20 Min. köcheln lassen. Den Pilaw mit Salz und Pfeffer abschmecken, die Mandeln unterheben.

**T I P P :** Das Gericht noch mit einer aufgeschnittenen Kardamomkapsel und etwas abgeriebener unbehandelter Zitronenschale verfeinern.

▶ **Sonntagabend**

# Linsen-Suppe mit Curry

**Für 2 Personen**

*1 kleine Zwiebel*
*1 kleine Möhre*
*1 EL Rapsöl*
*1 EL Currypulver*
*50 g rote Linsen*
*1/2 l Gemüsefond oder -brühe*
*150 g Weiß- oder Spitzkohl*
*Salz*
*Cayennepfeffer*
*1/2 Bund Schnittlauch*

Eiweiß: 7 g ● Kohlenhydrate: 23 g ● Fett: 7 g

**1.** Die Zwiebel schälen und fein würfeln. Möhre putzen, schälen und ebenfalls in kleine Würfel schneiden. Das Öl erhitzen, Zwiebel und Möhre darin andünsten. Currypulver darüber stäuben und kurz anschwitzen.

**2.** Linsen einrühren, mit Fond oder Brühe auffüllen. Zugedeckt bei schwacher Hitze 10 Min. köcheln lassen.

**3.** Den Kohl waschen, putzen und in feine Streifen schneiden. Die Suppe mit dem Pürierstab fein pürieren. Aufkochen lassen, Kohlstreifen dazugeben und weitere 10 Min. köcheln lassen. Mit Salz und Cayennepfeffer abschmecken.

**4.** Den Schnittlauch waschen, trockenschütteln und in feine Röllchen schneiden. Vor dem Servieren über die Suppe streuen.

**T I P P :** Statt mit Currypulver die Suppe mit 1–2 zerkrümelten getrockneten Chilischoten würzen.

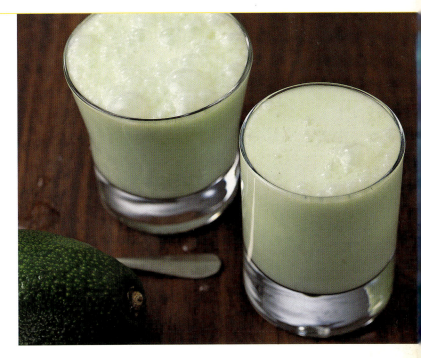

Lassi ist ein typisch indischer Drink mit Joghurt. Er schmeckt herrlich, liefert Eiweiß und regt den Stoffwechsel an.

▶ **Drink**

# Avocado-Ingwer-Lassi

**Pro Drink**
Eiweiß: 6 g ● Kohlenhydrate: 9 g ● Fett: 22 g

Für 2 Drinks das Fruchtfleisch von 1 kleinen reifen Avocado würfeln. Mit 1 haselnussgroßen Stück fein geriebenem Ingwer, 3 EL Limettensaft, 2 TL Akazienhonig und 250 g Naturjoghurt pürieren. Mit 150 ml kaltem Mineralwasser auffüllen. Mit Salz und Cayennepfeffer würzen.

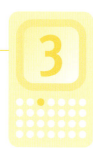
# 1. Woche

## Ist das **alles** da?

### FRISCH

*150 g Erdbeeren (ersatzweise TK), 1 Limette, 1 kleiner Apfel, 150 g Naturjoghurt, 100 g körniger Frischkäse, 125 g Buttermilch, 80 g Kirschtomaten, 300 g Zucchini, Basilikum, Petersilie, 100 g gegarter Hähnchenbrust-Aufschnitt, 20 g Gorgonzola, Vollkornbrot, Zutaten für den Salat*

### VORRAT

*Akazienhonig, Bitterschokolade, Artischockenherzen (Dose), Meersalz, schwarzer Pfeffer, Olivenöl, Leinöl, Hefeflocken, getrockneter Thymian, Knoblauch, Sojadrink (ungesüßt), passierte Tomaten (Tetrapak oder Dose), Tabasco, Vollkorn-Spaghetti*

### SONSTIGES

*Frischhaltebox, Thermoskanne, Zitrone, frischer Ingwer, gereiftes Sesamöl, Weizenkeime, Leinsamen, Gemüsesaft, Nüsse*

## Der erste Wochentag

Wie gut hat Ihnen das Wochenende getan? Heute geht's gleich weiter. Nüchtern 1 Glas Wasser trinken, Ruhepuls messen, Mini-Programm auf dem Trampolin absolvieren. Oder haben Sie gestern so viel Spaß beim Walken gehabt, dass das zu Ihrem »Standard«-Programm wird? Zunge schaben, Ölziehen. Ingwerwasser trinken. Auf alle Fälle jede Stunde 1 Glas Wasser trinken. Vergessen Sie Salat und Gemüsesaft nicht.

● Auf den folgenden drei Seiten finden Sie die Rezepte für diesen Tag. Snack und Drink gibt's für Hungrige – als Zwischenmahlzeit, Vor- oder Nachspeise. Der Drink taugt auch gut als Frühstücksersatz. Die kalte Küche können Sie ins Büro mitnehmen. Verpackungstipps siehe Seite 39. Haben Ihnen die Ingwerscheiben vor dem Essen gut getan? Dann kauen Sie weiter …

● Für den Einkauf: Auf einer Kopie der Vorratsliste ab Seite 136 notieren, was Sie die nächsten Tage brauchen.

## Carbs für Zähler

Wenn Sie zu den Menschen gehören, die gerne »Punkte« sammeln, zählen Sie Carbs (unter den Rezepten). Bleiben Sie diese Woche unter 100 pro Tag (30–40 pro Mahlzeit). Carbs sind die Kohlenhydrate, aus Obst, Süßem und Beilagen, die aus Milchprodukten und Gemüse fallen unter den Tisch. In der Tabelle (Seite 138) finden Sie die »GLYX-Carbs« verschiedener Lebensmittel. Grün heißt: Niedriger GLYX, davon dürfen Sie viel genießen. Wer das Abnehmen intensivieren möchte, kann 2–3-mal pro Woche die Beilagen-Carbs abends weglassen (siehe Seite 14).

## Aufgabe für heute

Parken Sie das Auto 500 Meter vor dem Büro (dem Bäcker, der Freundin …). Gehen Sie flotten Schrittes zu Fuß dort hin. Benutzen Sie nicht den Aufzug, sondern nehmen Sie die Treppe …

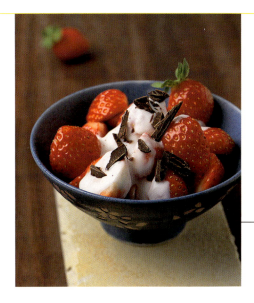

▶ **Frühstück**

## Erdbeeren mit Schoko-Joghurt

Für 1 Person

*150 g Erdbeeren (frisch oder TK)*
*1 EL Limettensaft*
→ *150 g Naturjoghurt*
*1 TL Akazienhonig*
*1 Riegel Bitterschokolade (etwa 10 g; mindestens*
  *70% Kakaoanteil)*

Eiweiß: 7 g • Kohlenhydrate: 22 g Fett: • 10 g

**1.** Die frischen Erdbeeren waschen, putzen und je nach Größe halbieren oder vierteln. Gefrorene Beeren auftauen lassen. Auf einem Teller anrichten. Mit Limettensaft beträufeln.

**2.** Joghurt mit dem Honig verrühren, auf den Erdbeeren verteilen. Schokolade hacken und darüber streuen.

Carbs für Zähler: 15

Erdbeeren haben einen niedrigen GLYX, stecken voller Schlankstoffe: Vitamin C, Folsäure und Eisen. In Kombi mit Joghurt ein idealer Start in den Tag.

**GUT ZU WISSEN**

● Keine Erdbeeren im Angebot? Dann nehmen Sie TK-Himbeeren oder gemischte Beeren – und lassen Sie die Beeren abgedeckt über Nacht im Kühlschrank auftauen.

● Wer mittags daheim isst, kann statt der Hähnchenbrust auch 100 g Geflügelleber in 1 EL Öl bei mittlerer Hitze 3–4 Min. braten, salzen und pfeffern und zu den marinierten Artischocken essen.

● Wollen Sie das Zucchinigemüse milder, rühren Sie anstelle von Gorgonzola Frischkäse unter.

▶ **Drink**

## Tomaten-Kräuter-Mix

Eiweiß: 5 g • Kohlenhydrate: 7 g • Fett: 3 g

100 g passierte Tomaten (Tetrapak oder Dose) und 3 Basilikumblätter mit $1/8$ l kalter Buttermilch, 1 TL Leinöl und 1 EL Hefeflocken pürieren. Mit Salz, Pfeffer und Tabasco abschmecken.  Carbs für Zähler: 0

▶ **Snack**

## Apfel-Frischkäse

Eiweiß: 14 g • Kohlenhydrate: 19 g • Fett: 4 g

1 kleinen säuerlichen Apfel vierteln, schälen, vom Kerngehäuse befreien und in kleine Würfel schneiden oder auf der Rohkostreibe grob raspeln. Mit 1 TL Akazienhonig unter 100 g körnigen Frischkäse rühren.

Carbs für Zähler: 15

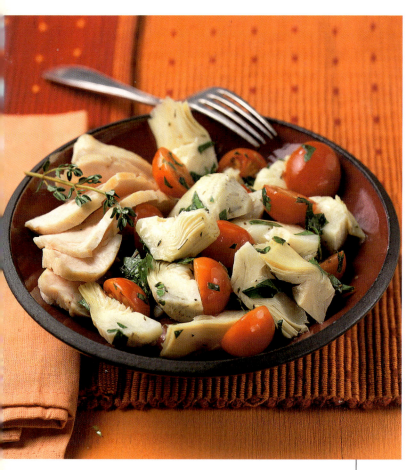

Artischocken essen und abnehmen. Sie entwässern. Ihr Inulin senkt den Blutzucker-spiegel. In leckerer Marinade gemeinsam mit Hähnchenbrust – ein Gedicht aus der GLYX-Küche.

▶ **Kalte Küche**

## Marinierte Artischocken mit Hähnchenbrust

Für 1 Person

*1 Dose Artischockenherzen (240 g Abtropfgewicht)*
*6–8 Kirschtomaten (etwa 80 g)*
*2 EL Limettensaft*
*Salz*
*schwarzer Pfeffer*
*1 EL Olivenöl*
*3 Stängel Petersilie*
*1/4 TL getrockneter Thymian*
➔ *100 g gegarter Hähnchenbrust-Aufschnitt*

Eiweiß: 30 g • Kohlenhydrate: 7 g • Fett: 9 g

**1.** Die Artischocken in einem Sieb abtropfen lassen, dabei 1 EL Artischockensud auffangen, Artischocken vierteln. Tomaten waschen und halbieren.

**2.** In einer Schüssel Limettensaft, aufgefangenen Arti-schockensud, Salz, Pfeffer und Olivenöl verquirlen. Pe-tersilie waschen und trockenschütteln, die Blättchen ha-cken. Mit dem Thymian unterrühren. Artischocken und Tomaten in der Sauce wenden. Auf einem Teller anrichten, die Hähnchenbrust leicht überlappend dazulegen.

Carbs für Zähler: 0

**B E I L A G E :** 1 Scheibe Vollkornbrot (40 g)
Carbs für Zähler: 15

**T I P P :** Wenn Sie im Büro lunchen, packen Sie Salat und Hähnchenbrust getrennt ein. Wenn Sie zu Hause essen, können Sie noch etwas Knoblauch in die Marina-de drücken.

▶ **Warme Küche**

# Zucchini in Gorgonzolacreme

Für 1 Person

*300 g zarte Zucchini*
*1 Knoblauchzehe*
*1 EL Olivenöl*
→ *75 ml ungesüßter Sojadrink (Reformhaus)*
*20 g Gorgonzola*
*Salz*
*schwarzer Pfeffer*
*6 Basilikumblätter*

Eiweiß: 10 g ● Kohlenhydrate: 9 g ● Fett: 17 g

1. Die Zucchini waschen, putzen, längs halbieren und in etwa 1 cm dicke Scheiben schneiden. Knoblauch schälen.

2. Das Öl in einem Topf erhitzen, Zucchini darin unter Wenden in 3 Min. goldbraun braten. Knoblauch dazupressen. Sojadrink angießen, Gorgonzola zerbröckeln und unterrühren.

3. Alles offen bei schwacher Hitze in 5 Min. cremig einköcheln lassen, dabei rühren, bis der Käse geschmolzen ist. Mit Salz und Pfeffer würzen. Basilikumblätter grob hacken und darüber streuen.

Carbs für Zähler: 0

**BEILAGE:** 40 g Vollkorn-Spaghetti
Carbs für Zähler: 30

SPEZIAL-TIPP

## LAUTER GLYX-PÄCKCHEN

Sie sind unterwegs und wollen auf Ihre GLYX-Mahlzeit nicht verzichten? Müssen Sie auch nicht. Unsere »Verpackungs-Künstler« helfen, dass alles unbeschadet dort ankommt, wo Sie es genießen möchten.

● Die Thermoskanne ist ein richtiges Universaltalent: Sie hält nicht nur heiße Getränke, wie Tee oder Kaffee, warm, sie eignet sich auch für den umgekehrten Fall. Ihr Drink mit Milchprodukt für zwischendurch bleibt ebenso angenehm kühl. Sind Sie auf Suppe eingestellt, füllen Sie diese (idealerweise glatt püriert) warm in die Thermoskanne ab und genießen Sie sie, wenn Sie Hunger bekommen. Thermoskannen aus Aluminium sind leicht und besitzen keinen Glaskörper, der bei Erschütterung zerbrechen kann.

● Wenn Sie nur eine kleine Menge Flüssigkeit (z.B. $1/4$ l) transportieren wollen, besorgen Sie sich einen Thermosbecher mit Deckel und Henkel (gibt's in Coffee-Shops oder beim Picknick-Zubehör im Haushaltswarengeschäft). Der lässt sich Platz sparend verstauen und hält dicht.

● Sind Sie ein Frühstücksmuffel? Macht nichts. Dann frühstücken Sie eben im Büro: Bereiten Sie Ihr Müsli oder Ihren Obstsalat mit Joghurt am Abend vorher zu. Füllen Sie das Ganze in ein sauberes Schraubglas (Marmeladen- oder Joghurtglas) und am nächsten Morgen ab in die Tasche.

● Lunchpaket: Sie brauchen nur eine Frischhaltebox (Alternativ: Speiseeisbehälter, sauber ausgespült), um Gemüsestifte oder Salat zu transportieren. Wenn Sie noch ein kleines Schraubglas finden, können Sie den Dip oder das Dressing Ihrer Wahl gleich dazupacken.

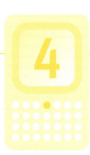

# 1. Woche

## Ist das **alles** da?

### FRISCH

*100 g Himbeeren (ersatzweise TK), 1 Zitrone, 1 Orange, 1 rote Spitzpaprika (ersatzweise 1 kleine Paprikaschote), 250 g Brokkoli, Schnittlauch, 200 g körniger Frischkäse, 125 g Ricotta, 2 Scheiben Parmaschinken, 150 g Schollenfilet, 2 kleine Kartoffeln, Zutaten für den Salat*

### VORRAT

*Akazienhonig, Sanddorn-Vollfrucht mit Honig, Backpflaumen, Sojadrink (ungesüßt), Weizenkeime, Hefeflocken, Meersalz, schwarzer Pfeffer, edelsüßes Paprikapulver, Pumpernickel, Olivenöl, Leinöl, Kapern, getrocknete Tomaten in Öl, Pinienkerne*

### SONSTIGES

*Frischhaltebox, Thermoskanne, frischer Ingwer, gereiftes Sesamöl, Leinsamen, Gemüsesaft, Nüsse*

## Das Programm für heute

Nüchtern 1 Glas Wasser trinken. Zunge schaben. Ölziehen. Ingwerwasser trinken, wenn's Ihnen schmeckt. Knabbern Sie ruhig weiter Ingwerscheiben vor dem Essen – für eine gute Verdauung. Vergessen Sie Ihren Salat nicht, den Gemüsesaft … Und genießen Sie die Rezepte auf den folgenden drei Seiten mit allen Sinnen. Machen Sie Ihren Morgensport, wenigstens das 10-Minuten-Minimal-Programm. Und Gehen Sie einen halben Kilometer flott zu Fuß. 10 Minuten gehen verbrennt 39 kcal. Macht im Jahr 14 235 kcal. Entspricht 2 Kilo Fett in Ihrem Körper weniger. Erinnern Sie sich an die Anti-Stress-Übung von Seite 21? Immer einsetzen, wenn der Dickmacher Sie überrollt!

## Wie viel Ausdauer haben Sie?

Heute stellen Sie mal fest, wie viel Ausdauer Sie haben. Schnallen Sie sich die Pulsuhr um und halten Sie eine Uhr mit Sekundenzeiger parat. Leicht Übergewichtige steigen 25-mal, stark Übergewichtige 20-mal pro Min. eine Treppenstufe rauf und runter.
**1.** Stellen Sie sich vor einen stabilen Hocker oder zwei Stufen (35–40 cm hoch). Steigen Sie 3 Min. auf und ab. Nach der Hälfte der Zeit wechseln Sie das Aufsteige-Bein.
**2.** Gucken Sie ein paar Sekunden nach der Belastung auf Ihre Pulsuhr und notieren Sie sich den Wert. Ziehen Sie Ihren Ruhepuls von diesem Puls ab. Ihr Wert_____.

Auswertung:
Frau:   Pulsdifferenz > 60 = schlecht; 55-60 = Durchschnitt; < 55 = gut
Mann:   Pulsdifferenz > 55 = schlecht, 45-55 = Durchschnitt; < 45 = gut
Nun? Ist es nicht an der Zeit, ein bisschen was zu tun? Diesen Test können Sie nach dem Vier-Wochen-Programm wiederholen. Sehen Sie, wie viel Ausdauer Sie getankt haben – auch fürs Leben.

▶ **Frühstück**

# Himbeer-Frischkäse

Für 1 Person

*100 g Himbeeren (frisch oder TK)*
→ *200 g körniger Frischkäse*
*1 TL Zitronensaft*
*1 TL Akazienhonig*
*2 EL Weizenkeime*

Eiweiß: 31 g ● Kohlenhydrate: 16 g ● Fett: 7 g

**1.** Die frischen Himbeeren verlesen, wenn nötig, abbrausen und trockentupfen. Gefrorene Beeren auftauen lassen. Zwei Drittel der Beeren mit einer Gabel grob zerdrücken, unter den Frischkäse heben.

**2.** Die Beerenmischung mit Zitronensaft, Honig und Weizenkeimen vermischen. In eine kleine Schüssel geben, mit den übrigen Himbeeren belegen.

Carbs für Zähler: 15

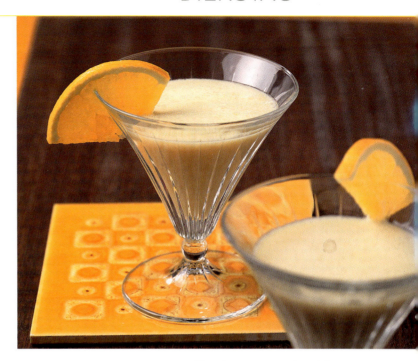

Über den Orangen-Soja-Drink freut sich jede Körperzelle. Sie tanken Vitamin C, B-Vitamine, Eiweiß und Cholin, das die Fettverbrennung anregt.

## GUT ZU WISSEN

● Stellen Sie von dem Himbeer-Frischkäse gleich eine größere Menge her. Im Kühlschrank hält er sich 2 Tage. Er schmeckt auch prima als Dessert oder Snack.

● Ricotta ist kein Quark, sondern ein Frischkäse aus Kuh-, Schafs- oder Buttermilchmolke. Der Italiener passt zu Süßem und Pikantem und kann durch Speisequark ersetzt werden, z.B. bei der Füllung für die Paprikaschote.

● Auch eine rosa Grapefruit passt statt der Orange gut in den Zitrusdrink.

▶ **Drink**

# Orangen-Soja-Drink

Eiweiß: 6 g ● Kohlenhydrate: 13 g ● Fett: 3 g

Saft von 1 Orange, 1 EL Zitronensaft und $1/8$ l kalter ungesüßter Sojadrink mit 1 EL Sanddorn-Vollfrucht mit Honig und 1 TL Hefeflocken gut verquirlen. In ein hohes Glas gießen. Carbs für Zähler: 15

# 1. Woche

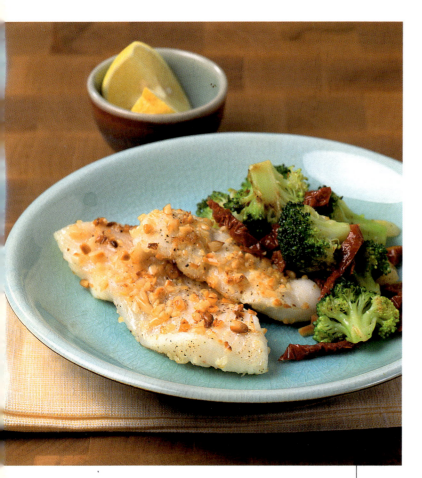

Blitzschnell und köstlich kommt das italienische Schollenfilet, gespickt mit Pinienkernen, aus der Pfanne auf den Teller. Macht schlank mit Eiweiß und Jod. Dazu gibt's Brokkolis grüne Gesundheit.

► **Kalte Küche**

## Gefüllte Ricotta-Paprikaschote

Für 1 Person

*1 rote Spitzpaprika (etwa 150 g)*
→ *125 g Ricotta*
*2 TL Kapern*
*1 TL Leinöl*
*1/2 TL edelsüßes Paprikapulver*
*Salz*
*schwarzer Pfeffer*
*1/4 Bund Schnittlauch*

Eiweiß: 15 g • Kohlenhydrate: 7 g • Fett: 19 g

**1.** Paprikaschote waschen, längs halbieren und putzen. Ricotta in eine Schüssel geben. Kapern hacken, mit dem Leinöl, Paprikapulver, Salz und Pfeffer unter den Ricotta mischen. Schnittlauch waschen, trockenschütteln und in feine Röllchen schneiden. Etwas zum Garnieren abnehmen, den Rest unter den Frischkäse rühren. Paprikahälften mit Ricottacreme füllen, mit dem übrigen Schnittlauch bestreuen.  Carbs für Zähler: 0

B E I L A G E :  1 Scheibe Pumpernickel (40 g).
Carbs für Zähler: 15

► **Snack**

## Pflaumen mit Parmaschinken

Eiweiß: 6 g • Kohlenhydrate: 6 g • Fett: 6 g

2 Backpflaumen (im Herbst 2 frische) längs halbieren. Mit 2 Scheiben Parmaschinken anrichten, mit schwarzem Pfeffer aus der Mühle übermahlen.
Carbs für Zähler: 15

▶ **Warme Küche**

# Italienische Scholle

Für 1 Person

*250 g Brokkoli • Salz*
*2 getrocknete in Öl eingelegte Tomaten (abgetropft)*
*1 EL Pinienkerne*
→ *150 g Schollenfilet*
*schwarzer Pfeffer*
*1 EL Olivenöl*

Eiweiß: 33 g • Kohlenhydrate: 9 g • Fett: 18 g

**1.** Den Brokkoli waschen, putzen und in Röschen teilen. Die Strünke schälen, halbieren und in etwa 1 cm große Stücke schneiden. In kochendem Salzwasser 3 Min. blanchieren, abschrecken und abtropfen lassen.

**2.** Tomaten abtropfen lassen, 2 TL Öl beiseite stellen, Tomaten in feine Streifen schneiden. Pinienkerne fein hacken. Schollenfilet waschen, trockentupfen, salzen, pfeffern. Beide Seiten in den Pinienkernen wenden.

**3.** Olivenöl in einer beschichteten Pfanne erhitzen, Schollenfilet von jeder Seite 2 Min. braten. Herausnehmen, warm halten. 2 TL Tomatenöl in der Pfanne erhitzen. Brokkoli und Tomaten bei mittlerer Hitze 5 Min. braten, salzen und pfeffern. Schollenfilet mit Brokkoli anrichten.

Carbs für Zähler: 0

**BEILAGE:** Pro Portion 2 kleine Pellkartoffeln (etwa 100 g). Carbs für Zähler: 20

**TIPP:** Es gibt getrocknete Tomaten und getrocknete Tomaten in Öl eingelegt. Die in Öl eingelegten Tomaten sind etwas weicher. Das Tomatenöl eignet sich ideal zum Braten oder zum Abrunden von Vinaigrettes.

**SPEZIAL-TIPP**

## CLEVER EINKAUFEN – ZEIT SPAREN

**Einkaufslisten für schnelle Shopper:** Kopieren Sie unsere Vorratsliste auf Seite 136. Das Olivenöl geht zur Neige? Notieren Sie die gewünschte Menge auf der Liste. Im Supermarkt huschen Sie von Regal zu Regal und haken Ihre Liste ab.

**Vorräte anlegen:** Horten Sie alles, was sich lange hält: Nudeln, Nüsse, Honig, Getreide. Und keine Angst vor Tiefkühlware: Gemüse und Fisch werden ernte- bzw. schlachtfrisch schockgefroren, so sind noch alle Vitamine und Nährstoffe erhalten. Tomaten-, Sauerkraut- oder Tunfischdosen gehören auf alle Fälle auch ins Lager, Dosenobst besser ignorieren.

**Frisches frisch kaufen:** Für Obst und Gemüse, Fisch und Fleisch gilt: Je frischer, desto besser. Mit jedem Tag schwinden wichtige Nährstoffe. Gartenbohnen verlieren zum Beispiel in zwei Tagen 50 Prozent ihres Vitamin-C-Gehalts. Clever-Tipp: Rufen Sie bei Ihrem Gemüsehändler an und geben Sie Ihre Bestellung durch. Auf dem Heimweg flitzen Sie in den Laden, zahlen und schnappen sich die fertig gepackten Tüten. Das geht auch beim Metzger, beim Käse- und beim Fischhändler.

**Lassen Sie einkaufen:** Viele Supermarktketten bieten einen Bestellservice im Internet an. Schon am nächsten Tag rollt Ihr Einkaufswagen zu Ihnen ins Wohnzimmer – und das für nur geringe oder, je nach Bestellmenge, keine Lieferkosten. Suchen Sie im Internet mal nach dem Stichwort »Online-Supermarkt«.

Bioware bringt auf Wunsch die Ökokiste regelmäßig zu Ihnen. Wöchentlich kommt die grüne Kiste mit frischem Obst und Gemüse der Saison zu Ihnen nach Hause. Bezugsadressen in Ihrer Nähe finden Sie unter www.oekokiste.de

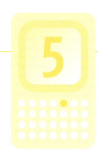

## Ist das **alles** da?

### FRISCH

*1 Pfirsich (ersatzweise Apfel oder Birne), 1 unbehandelte Zitrone, 1 Minigurke, 1 kleine Möhre, 2 Frühlingszwiebeln, Petersilie, 125 g Ricotta, 25 g Feta, 200 g Buttermilch, 100 g Räuchertofu, 1 Hähnchenbrustfilet, Zutaten für den Salat*

### VORRAT

*Kernige Haferflocken, Akazienhonig, Ahornsirup, Meersalz, schwarzer Pfeffer, getrockneter Oregano, gemahlene Vanille, Hefeflocken, Linsen mit Suppengrün (kleine Dose), Weißweinessig, scharfer Senf, Rapsöl, Olivenöl, Leinöl, passierte Tomaten (Tetrapak oder Dose), 80 g TK-Heidelbeeren, Vollkornnudeln*

### SONSTIGES

*Frischhaltebox, Thermoskanne, frischer Ingwer, gereiftes Sesamöl, Weizenkeime, Leinsamen, Gemüsesaft, Nüsse*

### Nun wird's zur Gewohnheit ...

… langsam muss ich mich nicht mehr wiederholen: Nüchternwasser, Zunge schaben, Ölziehen, Bewegungsprogramm … Walken, Joggen oder Trampolin. Ingwerscheiben, (Ingwer-)Wasser trinken, Anti-Stressübung (siehe Seite 21), Salat vor dem Essen, Gemüsesaft, Leinsamen, Hefeflocken, Weizenkeime selbstständig unterrühren. Lauter kleine Dinge mit großer Wirkung: Ihr Körper kriegt, was er braucht.

Heute lernen Sie noch eine kleine Anti-Stressübung, siehe Seite 47. Das Klopfen. Ich hoff, es bringt Sie zum Lachen. Übrigens: Ein Löffelchen Honig oder Zucker hat 5 Carbs. Das im Tee oder Kaffee dürfen Sie sich mal gönnen.

### Wie kräftig sind Sie eigentlich?

Wer einen kräftigen Bauch hat, braucht sich auch vor Rückenschmerzen nicht zu fürchten. Testen Sie Ihre Bauchmuskulatur:

**1.** Schichten Sie am Boden einen Bücherstapel auf, der etwa einen halben Meter hoch ist. Legen Sie sich daneben auf den Rücken.

**2.** Winkeln Sie Ihre Arme an, Ihre Handflächen berühren Ihren Hinterkopf. Rollen Sie Ihren Oberkörper so weit vom Boden ab, dass Sie den obersten Buchtitel lesen können. Ihre Lendenwirbelsäule bleibt am Boden liegen. Atmen Sie gleichmäßig. Wie lange können Sie diese Position halten?

Auswertung:

Mann: < 15 Sekunden = schlecht; 15-20 Sekunden = Durchschnitt; > 20 Sekunden = gut

Frau: < 13 Sekunden = schlecht; 13-18 Sekunden = Durchschnitt; > 18 Sekunden = gut

Ab heute bauen Sie Kräftigungshäppchen in den Alltag ein. Heute für den Bauch: Sie sitzen auf der Kante Ihres Stuhls, Arme ausbreiten, Beine leicht anheben, anwinkeln, ausstrecken, anwinkeln. 20-mal.

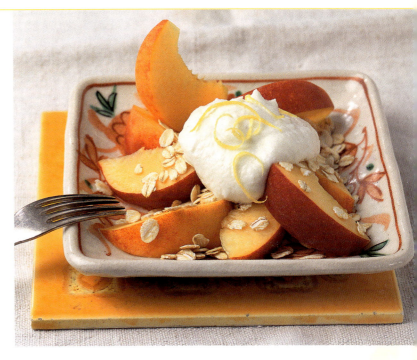

Erfrischend cremig: Zitronen-Ricotta
auf Pfirsich liefert die morgendliche
Eiweißration. Für kernigen Biss und
Vitamin B sorgen Haferflocken.

▶ **Frühstück**

## Zitronen-Ricotta auf Pfirsich

Für 1 Person

*1 reifer Pfirsich (ersatzweise Apfel oder Birne)*
*1 EL kernige Haferflocken*
→ *125 g Ricotta*
*1 TL Akazienhonig*
*1–2 EL Zitronensaft*
*fein abgeriebene Schale von 1 unbehandelten Zitrone*

Eiweiß: 17 g ● Kohlenhydrate: 28 g ● Fett: 11 g

**1.** Den Pfirsich waschen, halbieren und den Stein entfernen. Die Pfirsichhälften in Spalten schneiden und auf
einem Teller anrichten. Mit den Haferflocken bestreuen.

**2.** Ricotta mit Honig, Zitronensaft und etwas Zitronenschale cremig verrühren. Die Creme auf den Pfirsichspal-
ten verteilen.                        Carbs für Zähler: 30

### GUT ZU WISSEN

● Den Frühstücks-Pfirsich können Sie nach Belieben
auch durch eine Nektarine ersetzen. Außerhalb der
Saison 1 Apfel oder 1 Birne in Spalten schneiden und
zum Zitronen-Ricotta servieren.

● Den Linsensalat können Sie prima in ein verschließba-
res Plastikgefäß füllen und ins Büro mitnehmen. Er
schmeckt auch ohne Kühlung nach einigen Stunden gut.

● Pikante Variante: Das gebratene Hähnchenbrustfilet
mit 3 grünen, entsteinten und in feine Scheibchen
geschnittenen Oliven belegen.

▶ **Drink**

## Heidelbeer-Smoothie

Eiweiß: 9 g ● Kohlenhydrate: 21 g ● Fett: 2 g

80 g unaufgetaute TK-Heidelbeeren mit 200 g kalter
Buttermilch pürieren. 1 TL Ahornsirup, $1/4$ TL gemahlene
Vanille und 1 EL Hefeflocken unterrühren.

Carbs für Zähler: 10

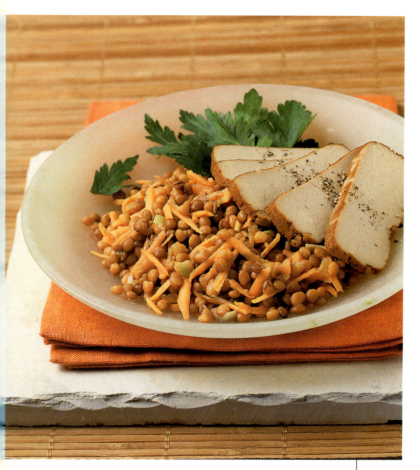

Linsensalat mit Räuchertofu füllt auf ideale Weise leere Eiweißtanks. Wie alle Hülsenfrüchte gehören Linsen in die schlanke GLYX-Küche. Haben Sie Räuchertofu schon mal probiert? Zeit wird's.

▶ **Kalte Küche**

## Linsensalat mit Räuchertofu

**Für 1 Person**

*¹/2 kleine Dose Linsen mit Suppengrün*
  *(130 g Abtropfgewicht)*
*1 kleine Möhre*
*¹/4 Bund Petersilie*
*2 EL Weißweinessig*
*¹/4 TL scharfer Senf*
*Salz*
*schwarzer Pfeffer*
*1 EL Rapsöl • 1 TL Leinöl*
→ *100 g Räuchertofu*

Eiweiß: 19 g • Kohlenhydrate: 20 g • Fett: 21 g

**1.** Linsen in einem Sieb abbrausen und abtropfen lassen. Möhre putzen, schälen und grob raspeln. Petersilie waschen und trockenschütteln, die Blättchen hacken.

**2.** Essig mit Senf, Salz, Pfeffer und beiden Ölen zu einer Salatsauce verrühren. Linsen und Möhren darin wenden. Den Tofu in dünne Scheiben schneiden, mit dem Salat anrichten. Die Petersilie darüber streuen.

Carbs für Zähler: 15

▶ **Snack**

## Feta-Gurken

Eiweiß: 5 g • Kohlenhydrate: 2 g • Fett: 4 g

1 Minigurke (etwa 150 g) schälen, in Scheiben schneiden und überlappend anrichten. Mit Salz und Pfeffer würzen, mit 1 EL Zitronensaft beträufeln. 25 g Feta darüber bröckeln.

Carbs für Zähler: 0

▶ Warme Küche

# Hähnchenfilet in Frühlingszwiebel-Tomatensauce

Für 1 Person

→ 1 Hähnchenbrustfilet (etwa 120 g)
1 EL Olivenöl
Salz
schwarzer Pfeffer
2 Frühlingszwiebeln
100 g passierte Tomaten (Tetrapak oder Dose)
$^1/_2$ TL getrockneter Oregano

Eiweiß: 30 g • Kohlenhydrate: 5 g • Fett: 12 g

**1.** Das Hähnchenbrustfilet waschen und trocken-tupfen. Öl in einer Pfanne erhitzen. Hähnchenbrustfilet darin von jeder Seite jeweils 5 Min. braten. Aus der Pfanne nehmen, salzen, pfeffern und abgedeckt warm halten.

**2.** Inzwischen die Frühlingszwiebeln waschen, putzen, etwas Grün in feine Ringe schneiden und zum Garnieren beiseite legen. Die übrigen Frühlingszwiebeln schräg in etwa 2 cm große Stücke schneiden und im übrigen Brat-fett kurz andünsten. Die passierten Tomaten und 2 EL Wasser dazugeben, mit Oregano würzen und bei schwa-cher Hitze 5 Min. köcheln lassen. Mit Salz und Pfeffer abschmecken.

**3.** Das Fleisch in die Sauce geben und darin 1 Min. zie-hen lassen. Mit dem übrigen Frühlingszwiebelgrün bestreuen.                    Carbs für Zähler: 0

**B E I L A G E :** 40 g Vollkorn-Nudeln
                                       Carbs für Zähler: 30

## KLOPFEN SIE DEN STRESS WEG

Haben Sie schon mal was von Klopfen gehört? Die schnelle Anti-Stress-, Anti-Frust-Methode kommt aus der Kinesiologie. Man klopft auf den Endpunkten der Energie-Meridiane, um sich wieder ins Gleichgewicht zu bekommen. Man klopft in wenigen Minuten Stress, Unlust, Trägheit, Sorgen, Heißhunger weg. Probieren Sie es gleich mal aus: Nehmen Sie sich 5 Minuten Zeit und klopfen Sie sich stressfrei.

### Und so geht's:
• Denken Sie an ein Thema, das Ihnen gerade Stress macht. Egal, ob es zusammenhängt mit mangelndem Selbstwertgefühl, Angst, Sorgen oder Ärger.

• Denken Sie ganz fest an das Erlebnis, checken Sie auf einer Skala von 0 bis 10 ab, wie viel Stress Sie damit haben. 0 heißt gar keinen, 10 sehr viel.

• Dann klopft man in der Mitte der Stirn mit Zeige- und Mittelfinger. Fünf- bis siebenmal. Und denkt an das Thema. Dann zwischen Nase und Oberlippe. Dann un-ter der Unterlippe auf dem Kinngrübchen. Und dann auf der Brust in der Mitte, wo die Thymusdrüse sitzt.

• Vier- bis fünfmal klopfen Sie so dieselbe Reihenfolge, denken an Ihr Thema, atmen ruhig. Bis Sie das Gefühl haben, der Stress bewegt sich auf der Skala irgendwo in Richtung null.

Wahrscheinlich müssen Sie sogar lachen. Gut so. Denn Lachen macht glücklich und entstresst. Ziel erreicht! Klopfen können Sie auch, wenn Sie keine Energie haben. Beispiel: Sie wollen walken, haben aber keine Lust. Dann denken Sie: jetzt aufraffen. Was empfinden Sie auf einer Energie-Skala von 0 bis 10 (viel Energie). Sie fühlen sich irgendwo bei 2? Dann sehen Sie sich jetzt im Geist walken. Und klopfen Ihre Runde …

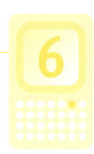

# 1. Woche

## Ist das **alles** da?

### FRISCH

*1 kleine Birne, 2 Zitronen, 60 g gemischte Beeren (ersatzweise TK), 1 kleine rote Paprikaschote, 1 Bund Suppengrün, 80 g Radieschen, 1 Bund Dill, Petersilie, 100 g Naturjoghurt, 60 g Magerquark, 500 g Kefir, Zutaten für den Salat*

### VORRAT

*Kernige Haferflocken, vorgegarter Hartweizen (Packung), Haselnüsse, getrocknete Apfelringe, Akazienhonig, Sojadrink (ungesüßt), 1 Dose Tunfisch im eigenen Saft, Zwiebel, Meersalz, schwarzer Pfeffer, Rapsöl, Leinöl, Hefeflocken, Gemüsebrühe, 1 Dose braune oder weiße Bohnen*

### SONSTIGES

*Frischhaltebox, Thermoskanne, Charantia-Tee, frischer Ingwer, gereiftes Sesamöl, Weizenkeime, Leinsamen, Gemüsesaft, Nüsse*

### Die Standards ...

… können Sie schon runterbeten: Nüchternwasser …, wenn nicht, dann werfen Sie noch mal einen Blick auf den gestrigen Tag.

### Sprechen Sie mit Ihren Pfunden

Auch wenn Sie sich dagegen sträuben: Ihre Pfunde gehören zu Ihnen. Und wir hängen oft mehr daran, als wir wahrhaben wollen. Sie schenken uns eine dicke Haut. Wollen Sie sie loswerden? Dann müssen Sie sich auch mental von ihnen verabschieden. Stellen Sie sich vor den Spiegel, reden Sie mit Ihren Rundungen. Erzählen Sie ihnen, dass es schön war mit Ihnen zu leben, sie aber nicht mehr gebraucht werden. Dass sie gehen dürfen. Sagen Sie nett goodbye und freuen Sie sich auf ein neues unbeschwertes Leben.

### Machen Sie sich das Küchenleben leicht

Nicht wenige beklagen, sie hätten zum Kochen zu wenig Zeit, leben dann fast ausschließlich von Fertigpizzen und Gulasch aus der Dose. Merkwürdig, denn die Einschaltquoten beim Fernsehen geben ein anderes Bild: Dafür finden die meisten viel Zeit. Dabei lässt sich beim Fernsehen so wunderbar Gemüse schnippeln. Medienfreaks stellen sich ein Radio oder einen kleinen Fernseher in die Küche, gucken Nachrichten, während es in der Pfanne munter brutzelt.
Praktischere Küchenhelfer als den TV-Apparat, finden Sie im Kasten Seite 51.

### Auch heute sind die Muskeln dran

Im Stau, an der Ampel: Beide Hände sind seitlich am Lenkrad und versuchen es zusammenzudrücken. 5 Sekunden halten. Dann Schultern vor und zurückrollen. 10-mal. Danach: Lenkrad »auseinander ziehen«. 10-mal. Kräftigt die Brust- und Armpartie. Bei jeder Ampel wiederholen.

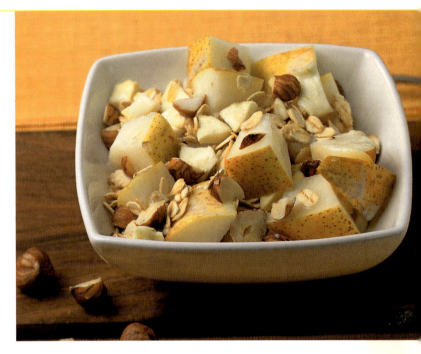

▶ **Frühstück**

# Früchtemüsli mit Birne

Für 1 Person

*2 EL kernige Haferflocken*
*1 TL gehackte Haselnüsse*
*2 getrocknete Apfelringe*
*1 kleine Birne*
→ *¹/8 l ungesüßter Sojadrink (Reformhaus)*

Eiweiß: 8 g ● Kohlenhydrate: 35 g ● Fett: 8 g

**1.** Die Haferflocken mit den Nüssen in einer kleinen Schüssel mischen. Apfelringe in sehr kleine Würfel schneiden, unter die Flocken-Mischung mengen.

**2.** Die Birne waschen, trockenreiben, vierteln und vom Kerngehäuse befreien. Samt der Schale in kleine Würfel schneiden oder auf der Gemüsereibe grob raspeln und untermischen. Mit der Sojadrink begießen.

Carbs für Zähler: 35

Haferflocken tauchen immer wieder auf. Heute im Früchtemüsli mit Birne. Tipp: Aus der Flockenquetsche rieselt mehr Gesundheit, mehr Aroma.

## GUT ZU WISSEN

● Fürs Müsli ungeschwefelte Trockenfrüchte kaufen – sie sind aromatischer und viel gesünder! Wer mag, kann sie klein schneiden und mit Wasser bedeckt über Nacht einweichen. Einweichwasser mitverwenden, es enthält wertvolle Mineralstoffe.

● Den Parboiled-Hartweizen können Sie gegen ein anderes Kurzzeit-Getreide tauschen: Parboiled-Naturreis, Quinoa, Amaranth. Hirse hat leider einen hohen GLYX.

● Bohneneintopf: Schmecken Sie ihn mit 1 EL Zitronensaft und etwas abgeriebener Zitronenschale ab.

▶ **Drink**

# Radieschen-Shake

Eiweiß: 9 g ● Kohlenhydrate: 11 g ● Fett: 6 g

80 g Radieschen putzen und in sehr kleine Würfel schneiden. Mit 250 g kaltem Kefir, 1 TL Leinöl und 1 EL Hefeflocken im Mixer fein pürieren. Mit 1 EL Zitronensaft, Salz und Pfeffer abschmecken.

Carbs für Zähler: 0

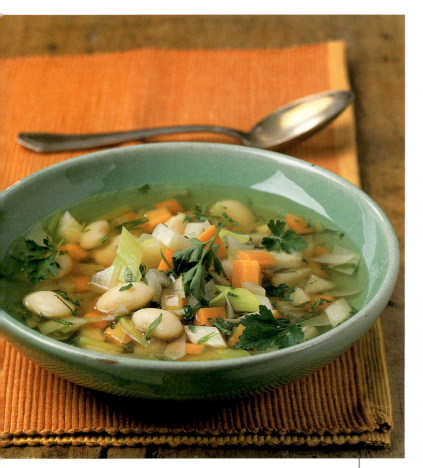

Heute gibt's Fatburner und Herzschützer aus der Schote: viel Eiweiß, kaum Fett, niedriger GLYX. Unser schlichter Bohneneintopf ist schnell zubereitet – und schmeckt allen, nur den Fettzellen nicht.

▶ **Kalte Küche**

## Weizensalat mit Tunfisch

Für 1 Person

40 g vorgegarter Hartweizen (Packung)
Salz ● 1 kleine rote Paprikaschote
→ 1 Dose Tunfisch im eigenen Saft
  (135 g Abtropfgewicht)
→ 100 g Naturjoghurt
2 EL Zitronensaft
schwarzer Pfeffer
1 kleines Bund Dill

Eiweiß: 33 g ● Kohlenhydrate: 23 g ● Fett: 10 g

1. Den Weizen nach Packungsangabe in kochendem Salzwasser 10 Min. garen, dann kalt abschrecken und in einem Sieb abtropfen lassen.

2. Paprikaschote waschen, halbieren, putzen und fein würfeln. Den Tunfisch abgießen und zerpflücken.

3. Joghurt mit Zitronensaft, Salz und Pfeffer in einer Schüssel verrühren. Dill waschen, trockenschütteln, fein hacken und unterrühren. Paprikawürfel, Tunfisch und Weizen in dem Dressing wenden. Kurz ziehen lassen.

Carbs für Zähler: 20

▶ **Snack**

## Beerenquark

Eiweiß: 9 g ● Kohlenhydrate: 12 g ● Fett: 1 g

60 g gemischte Beeren (frisch oder TK) mit 60 g Magerquark und 1 TL flüssigem Akazienhonig verrühren.

Carbs für Zähler: 10

▶ **Warme Küche**

# Bohneneintopf

Für 1 Person

1 Bund Suppengrün
1 kleine Zwiebel
1 EL Rapsöl
$^1/_4$ l Gemüsebrühe
120 g weiße oder braune Bohnen (Dose)
Salz
schwarzer Pfeffer
3 Stängel Petersilie
→ 250 g Kefir

Eiweiß: 20 g ● Kohlenhydrate: 32 g ● Fett: 14 g

**1.** Das Suppengrün waschen, putzen und in kleine Würfel schneiden. Die Zwiebel schälen und ebenfalls klein würfeln.

**2.** Das Öl in einem Topf erhitzen, Zwiebel darin glasig dünsten. Gemüse dazugeben und 3 Min. mitdünsten. Mit der Brühe ablöschen, aufkochen lassen und bei mittlerer Hitze 5 Min. kochen lassen.

**3.** Inzwischen die Bohnen in ein Sieb abgießen, abtropfen lassen, in den Topf geben und in der Brühe 5 Min. garen. Mit Salz und Pfeffer abschmecken.

**4.** Petersilie waschen und trockenschütteln, die Blättchen hacken und über den Eintopf streuen. Ein großes Glas Kefir dazutrinken.          Carbs für Zähler: 25

**T I P P :**  Für mehr Würze 30 g Parmaschinken klein würfeln und mit dem Gemüse dünsten.

---

SPEZIAL-TIPP

## RESTLOS GLÜCKLICH

Ein Single-Haushalt ist eigentlich nicht geeignet für unsere Familienpackungs-Gesellschaft: angebrochene Dosen mit Tomaten, Bohnen oder Kokosmilch. Nicht zu vergessen der halb leere Buttermilchbecher, die halbe Orange und die halbe Avocado – wohin damit?

● **Bohnen aus der Dose:** Heute gab es in der warmen Küche einen leckeren Bohneneintopf. Allerdings ist eine halbe Dose Bohnen noch übrig. Wir haben versucht, die Rezepte so zu gestalten, dass Sie die halbe Dose am nächsten Tag noch verwenden können. Sie wollen nicht zweimal hintereinander Bohnen essen? Warum kochen Sie dann nicht gleich die doppelte Portion vom Eintopf und frieren eine Portion ein? Das geht auch: Sie können die Bohnen unverarbeitet einfrieren und bei Bedarf wieder auftauen.

● **Auf kleines Sortiment achten:** Langsam aber sicher sieht es die Industrie auch ein. Ein Single braucht keine 400-g-Dose mit gehackten Tomaten, an der er drei Tage lang essen kann. Schauen Sie genau hin: Besagte Dosentomaten, Butter- und Kokosmilch gibt es mittlerweile auch in 200-g-Portionen zu kaufen.

● **Obst und Gemüse:** Aus halben Früchten, die Ihnen zum Beispiel übrig bleiben, zaubern Sie einen leckeren Obstsalat. Oder Sie pürieren alles mit Kefir oder Sojamilch zu einem Drink. Können Sie anstelle der kalten Küche oder des vorgeschlagenen Drinks in den Tag einbauen. Die halbe Avocado können Sie in eine bürotaugliche Guacamole verwandeln (Fruchtfleisch zerdrücken, mit 1 gewürfelten Tomate, 1 zerdrückten Knoblauchzehe, 1 EL Olivenöl, Salz, Pfeffer und etwas Chilipulver verrühren). Dazu gibt's eine Scheibe Vollkornbrot. Oder Sie gönnen sich die Gesichtsmaske von Seite 83.

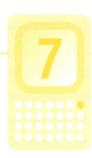

# 1. Woche

## Ist das **alles** da?

### FRISCH

*125 g Magerquark, 150 g Naturjoghurt, 80 g Schafkäse (Feta), 250 g Buttermilch, 1 Apfel, 1 Orange, 1 Kiwi, 30 g Bündner Fleisch, 100 g kleine Champignons, 2 Tomaten, 50 g junger Blattspinat, Vollkorn-Baguette, Zutaten für den Salat*

### VORRAT

*Erdnussmus, Akazienhonig, Mandelblättchen, Hefeflocken, Sanddorn-Vollfrucht mit Honig, Meersalz, schwarzer Pfeffer, Currypulver, getrockneter Thymian, Kräuter der Provence, Zimtpulver, braune oder weiße Bohnen (Dose; Reste vom Vortag!), Rotweinessig, Olivenöl, schwarze Oliven, Hefeflocken, Pumpernickel*

### SONSTIGES

*Extrastarke Alufolie, Frischhaltebox, Leinöl, Thermoskanne, Zitrone, frischer Ingwer, gereiftes Sesamöl, Weizenkeime, Leinsamen, Gemüsesaft, Nüsse*

## Und täglich grüßt das Murmeltier

Die Macht der Gewohnheit – wie schön sie ist: Kaffee trinken zum Frühstück, Zeitung lesen in der U-Bahn, die Daily Soap im Privatfernsehen. Die täglichen Rituale bewältigen wir fast wie von selbst. Aber gesund leben, das fällt schwer. Einfacher geht's, wenn Sie auch das gesunde Leben ritualisieren: Während der Kaffee durchläuft, mixen Sie sich den Fitnessdrink. Schlägt die Kirchturmuhr, trinken Sie 1 Glas Wasser und unterwegs greifen Sie nicht zur Leberkässemmel, sondern zu unseren Tipps im Kasten Seite 55. Es ist alles eine Frage der Organisation. Packen Sie's an.

Was ist schon in Ihren Alltag geflossen? Der Gemüsesaft? Mehr Bewegung im Alltag? Denken Sie jetzt bei jeder Ampel an Ihre Oberarme? Auf dem Stuhl an Ihren Bauchmuskel? Dann zahlen Sie künftig einfach noch Wegezoll, wenn Sie eine Tür passieren: Die Handflächen nach außen drehen und mit aller Kraft gegen den Türzargen pressen. Spannung für 10 Sekunden halten, dann lösen. 3-mal. Das summiert sich im Laufe des Tages, des Jahres, des Lebens …

## Erst Piepsen, dann Trinken

Haben Sie geschafft, jede Stunde Ihr Glas Wasser zu trinken? Wenn nicht, dann brauchen Sie ein Trink-Training. Platzieren Sie an vielen Orten eine Flasche oder eine Karaffe: Auf dem Schreibtisch, neben dem Bett, auf dem Fensterbrett. Fällt Ihr Blick darauf, nehmen Sie einen kräftigen Schluck. Und lassen Sie Ihr Handy (oder Ihren Computer) jede Stunde einmal piepsen. Das signalisiert Ihnen: Zeit fürs nächste Glas.

Übrigens: Leitungswasser können Sie veredeln. Füllen Sie es mit Edelsteinen in eine Glaskaraffe. Bergkristall, Amethyst und Rosenquarz geben dem Wasser seine energetische Struktur zurück, machen es frisch wie Quellwasser. Klingt wie Hokuspokus, beruht jedoch auf Erkenntnissen der Biophysik. Und sieht hübsch aus.

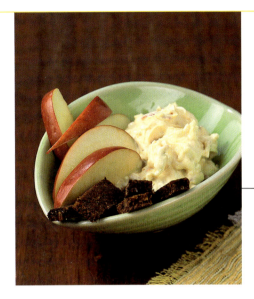

Es muss nicht immer Marmelade sein. Zum Pumpernickel (niedriger GLYX!) erfreut Nusscreme mit Apfel den verwöhntesten Gaumen.

► **Frühstück**

## Nusscreme mit Apfel

Für 1 Person

→ *125 g Magerquark*
*1 EL Orangensaft*
*2 TL Erdnussmus (Reformhaus)*
*Salz*
*1/4 TL Currypulver*
*1 Apfel*
*1 Scheibe Pumpernickel*

Eiweiß: 22 g • Kohlenhydrate: 32 g • Fett: 6 g

**1.** Den Quark mit Orangensaft und Erdnussmus cremig verrühren. Mit Salz und Currypulver abschmecken.

**2.** Den Apfel waschen, vierteln, entkernen, die Hälfte davon grob raspeln und unter die Nusscreme mischen. Den Pumpernickel und den restlichen Apfel in kleine Würfel schneiden und darüber verteilen oder im Ganzen dazuessen.                    Carbs für Zähler: 25

### GUT ZU WISSEN

• Für mehr Aroma: Zusätzlich 1 EL gehackte Erdnüsse in einer Pfanne unter Wenden goldbraun rösten und abgekühlt unter den Aufstrich mischen. Er schmeckt dann noch aromatischer.

• So geht's auch: Schafkäse zerbröckeln. Tomaten klein würfeln. Spinat grob hacken. Alle Zutaten in einer kleinen ofenfesten Form vermischen, würzen, mit Olivenöl beträufeln und backen.

► **Snack**

## Kiwi mit Honig-Joghurt

Eiweiß: 6 g • Kohlenhydrate: 17 g • Fett: 7 g

1 Kiwi schälen, in Scheiben schneiden und anrichten. 150 g Naturjoghurt mit 1 TL Akazienhonig verrühren, darauf geben und mit 1 TL Mandelblättchen – nach Belieben geröstet – bestreuen.

Carbs für Zähler: 15

► **Drink**

## Sanddorn-Buttermilch

Eiweiß: 11 g • Kohlenhydrate: 18 g • Fett: 4 g

1 EL Sanddorn-Vollfrucht mit Honig, 1 TL Akazienhonig, 1 EL Hefeflocken, 1/2 TL Zimtpulver und 250 g kalter Buttermilch verrühren. In ein hohes Glas füllen.

Carbs für Zähler: 10

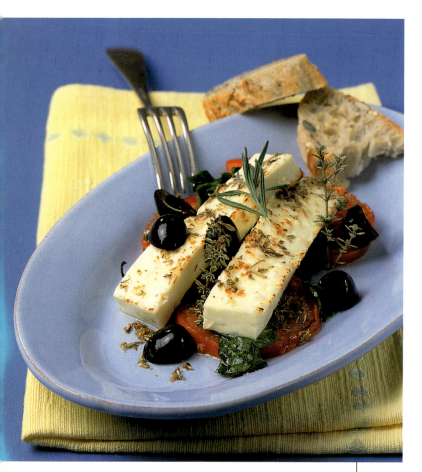

Haben Sie Lust auf gebackenen Schafkäse mit Oliven, Spinat, Tomaten? Nur zu! Mit zwei Scheiben Vollkorn-Baguette ist Feta eine GLYX-Zutat, die nicht auf die Hüften schlägt.

▶ **Kalte Küche**

## Bohnen mit Bündner Fleisch

Für 1 Person

*120 g braune oder weiße Bohnen (Dose)*
➜ *30 g Bündner Fleisch*
➜ *100 g kleine weiße Champignons*
*2 EL Rotweinessig*
*Salz*
*schwarzer Pfeffer*
*$^1/_2$ TL getrockneter Thymian*
*1 EL Olivenöl*

Eiweiß: 28 g • Kohlenhydrate: 19 g • Fett: 14 g

**1.** Die Bohnen in ein Sieb abgießen, dabei 2 EL Bohnensud auffangen. Bohnen abbrausen und abtropfen lassen. Bündner Fleisch in dünne Streifen schneiden. Champignons abreiben, putzen und in feine Scheiben schneiden. Alles miteinander vermischen.

**2.** Den Essig mit Bohnensud, Salz, Pfeffer, Thymian und Olivenöl kräftig verquirlen, über den Salat träufeln.

Carbs für Zähler: 20

**MITNEHM-TIPP:** Der frische Bohnensalat ist ein perfekter Mittagssnack. Am besten: Salat in eine Frischhaltebox füllen. Dressing extra verpacken und kurz vor dem Servieren über den Salat geben.

**VARIANTE:** Für einen frischen Mittagssalat statt Bohnen aus der Dose frische grüne Bohnen verwenden. Diese putzen, halbieren und in Salzwasser 10 Min. garen. Nach Belieben noch 40 g gekochte Vollkorn-Penne unter den Salat heben.

▶ **Warme Küche**

# Gebackener Schafkäse

Für 1 Person

*2 Tomaten*
*50 g junger Blattspinat*
*Salz*
*schwarzer Pfeffer*
➔ *1 Scheibe Schafkäse (Feta; etwa 80 g am Stück)*
*1/2 TL Kräuter der Provence*
*4 schwarze Oliven (ohne Stein)*
*1 EL Olivenöl*
*extrastarke Alufolie*
*Olivenöl zum Einfetten*

Eiweiß: 16 g ● Kohlenhydrate: 4 g ● Fett: 28 g

**1.** Den Backofen auf 220° vorheizen. Tomaten waschen, abtrocknen und in Scheiben schneiden. Spinat gut waschen, verlesen, putzen und grob hacken.

**2.** Ein Stück Alufolie (etwa 40 x 40 cm) mit Olivenöl einpinseln. Tomaten darauf überlappend auslegen, mit dem Spinat belegen. Mit Salz und Pfeffer würzen.

**3.** Den Schafkäse längs in etwa 1 cm dicke Scheiben schneiden, die Scheiben auf das Gemüsebett legen, mit Kräutern der Provence bestreuen. Oliven darauf verteilen und mit Olivenöl beträufeln. Die Alufolie locker über dem Käse zusammenschlagen, seitlich gut verschließen. Im Backofen (Mitte, Umluft 200°) 15 Min. backen.

Carbs für Zähler: 0

**BEILAGE:** 2 Scheiben Vollkorn-Baguette (40 g)

Carbs für Zähler: 15

---

**SPEZIAL-TIPP**

## UNTERWEGS GUT VERSORGT

Keine Zeit gehabt, für den heutigen Tag Ihr Außer-Haus-Päckchen vorzubereiten? Macht nichts. Das Sortiment von Metzger, Supermarkt & Co. bietet GLYX-taugliche Altternativen.

● **Beim Metzger:** Holen Sie sich ein halbes Grillhähnchen und eine Portion Krautsalat. Vom Hähnchen ziehen Sie die Haut ab und schon zeigt die GLYX-Ampel Grün. Genuss ohne Reue. Auch gut: Nehmen Sie Käse und mageren Schinken mit. Dazu gibt es eine Scheibe Vollkornbrot und/oder einen gemischten Salat (gibt's teilweise auch beim Metzger, fragen Sie nach!)

● **Im Supermarkt:** Im Kühlregal oder an der Fischtheke finden Sie geräucherte Forelle, Makrele oder geräucherten Lachs. Komplettieren Sie Ihre Mahlzeit mit einer Portion Meerrettich-Quark. In gut sortierten Supermärkten liegen in der Obst- und Gemüseabteilung oft schon vorgeschnippelte Salatmischungen in der Kühlung. Das Dressing dazu nehmen Sie aus Ihrem Vorrat (Rezept Seite 25) in einem Schraubgläschen mit. Fertige Salatsaucen enthalten nämlich Zucker und Aromastoffe – die sparen Sie sich. Süße nehmen sich eine Schale Obstwürfel mit und verfeinern sie mit einem Becher Naturjoghurt und einem Löffelchen Akazienhonig.

● **Beim Griechen/Italiener um die Ecke:** Viele Griechen und Italiener bieten mittlerweile auch Gerichte zum Mitnehmen an. Holen Sie sich eine gemischte Vorspeisen-Platte mit eingelegtem Gemüse, gefüllten Paprika, Oliven und Tsatsiki. Brot brauchen Sie dazu nur ein Scheibchen.

● **Beim Bäcker:** Belegtes Vollkornbrötchen mit Tomaten, Salat und Käse. Schichten Sie noch ein bisschen Gemüse rein. Das dimmt den GLYX runter.

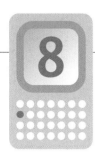

# 2. Wochenende

## Ist das **alles** da?

### FRISCH

*150 g kleine Champignons, 1 große rote Paprikaschote, 3 Eier, Milch, 300 g Naturjoghurt, 1/4 l Trinkmolke, 1 Kästchen Kresse, Dill, Basilikum, 250 g Erdbeeren (ersatzweise TK), 2 rosa Grapefruits, 1 kleine Avocado, 1 Limette, 1 Salatgurke, 150 g geräucherte Putenbrust (Aufschnitt), 300 g Lachsfilet ohne Haut, 4 kleine Kartoffeln, Zutaten für den Salat*

### VORRAT

*Rapsöl, Olivenöl, Akazienhonig, Meersalz, schwarzer Pfeffer, Pumpernickel, Weizen-Vollkornmehl, Gemüsebrühe, körniger Senf, Walnüsse, Leinöl, Hefeflocken*

### SONSTIGES

*Handtuch für den Saunabesuch, Fettwaage, Thermoskanne, Zitrone, frischer Ingwer, gereiftes Sesamöl, Weizenkeime, Leinsamen, Gemüsesaft, Nüsse, Frischhaltebox*

### Auf zur zweiten Woche

Heute dürfen Sie sich auch mal auf die Waage stellen. Die Fettwaage bitte. Ist Ihnen zu wenig passiert?

- Dann lesen Sie noch mal bei den »Diätfallen« auf Seite 8 nach. Vielleicht tappen Sie in einer herum.
- Lassen Sie Ihrem Körper auf alle Fälle all die Zeit, die er braucht. Und schalten Sie in Ihrem Kopf auf: »loslassen«. Machen Sie sich leichte Gedanken.
- Eventuell probieren Sie diese Woche mal aus, ob es Ihnen nicht besser tut, auf drei Mahlzeiten umzustellen. Wechseln Sie einfach zwischen Drink und Frühstück. Oder Sie machen den Snack zur Vorspeise.
- Lassen Sie auch in dieser Woche 2- oder 3-mal abends die Carbs-Beilage weg. So verlängern Sie die insulinfreie Fastenzeit, in der der Körper von mittags bis zum Frühstück Fett abbaut.
- Ganz wichtig: Verbrennen Sie noch ein bisschen mehr Fett. Fett kann man nicht weghungern, man muss es verbrennen. Und das funktioniert nur im Muskel. Vielleicht hüpfen Sie ein bisschen länger als 10 Min. auf dem Trampolin, setzen Sie beim Walken zusätzlich Nordic-Walking-Stöcke ein, die machen das Training effektiver – oder bringen Sie mehr Aktivität in den Alltag.

### Bewegt durch den Tag

Starten Sie beim Zähneputzen: Selbst bei diesem täglichen Ritual kann man so ganz nebenbei etwas für seine Fitness tun: Gehen Sie in die Ski-Abfahrtshocke (leichte Kniebeuge) und wippen Sie. Diese Übung beansprucht über 200 Muskeln. Machen Sie das mit kleinen Pausen, 3 Min. lang, so lange Sie Zähne putzen.

Und heute Nachmittag wagen Sie einen Powerwalk mit Ihrer neuen Minuten-Fitness-Formel (Seite 31) – dann gehen Sie in die Sauna (siehe Kasten Seite 59).

Ansonsten genießen Sie dieses Wochenende – mit allen Sinnen. Machen Sie ein Candle-light-Dinner mit Ihrem Partner oder laden Sie Freunde ein.

▶ **Frühstück**

# Rührei mit Champignons

**Für 2 Personen**

→ *150 g kleine Champignons*
*1 EL Rapsöl*
→ *3 Eier*
*4 EL Milch (oder Mineralwasser)*
*Salz • schwarzer Pfeffer*
*1 Kästchen Kresse*
*2 Scheiben Pumpernickel*

**Pro Portion**
Eiweiß: 15 g • Kohlenhydrate: 14 g • Fett: 14 g

1. Champignons abreiben, putzen und in feine Scheiben schneiden. Das Öl in einer beschichteten Pfanne erhitzen, Champignons darin 2 Min. dünsten.

2. Eier und Milch verquirlen, mit Salz und Pfeffer würzen. Über die Pilze geben und bei schwacher Hitze unter Rühren stocken lassen. Die Kresse vom Beet schneiden. Rührei und Kresse anrichten. Pumpernickel dazuessen.

Carbs für Zähler pro Portion: 10

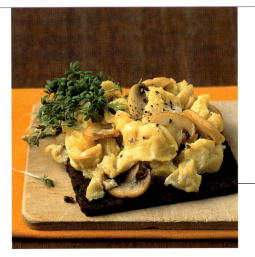

Haben Sie noch Angst vor Cholesterin im Ei? Brauchen Sie nicht, wenn Sie gesund essen, dürfen Sie auch Eier genießen. Heute gerührt mit Champignons und Kresse.

▶ **Snack**

# Paprika-Walnuss-Joghurt

**Pro Portion**
Eiweiß: 6 g • Kohlenhydrate: 7 g • Fett: 11 g

Für 2 Personen 1 rote Paprikaschote waschen, putzen, würfeln. 200 g Naturjoghurt mit 2 EL gemahlenen Walnüssen, Salz und Pfeffer verrühren. Paprikawürfel unterheben.

Carbs für Zähler pro Portion: 0

▶ **Drink**

# Rosa Grapefruit-Cooler

**Pro Portion**
Eiweiß: 4 g • Kohlenhydrate: 26 g • Fett: 2 g

Für 2 Personen 150 g Erdbeeren putzen, waschen, klein schneiden. Mit 2 TL Akazienhonig, 1 TL Leinöl, 2 EL Hefeflocken und dem Saft von 2 rosa Grapefruits pürieren. Mit $1/4$ l Molke auffüllen.

Carbs für Zähler pro Portion: 20

## GUT ZU WISSEN

- Die Champignon-Rühreier schmecken auch mit Shrimps. Die sind schon vorgegart – daher erst kurz vorm Servieren zu den Eiern geben und nur kurz erhitzen. Ansonsten werden sie zäh.

- Unser Tipp: Nutzen Sie die Schmorgurken-Saison vom Hochsommer bis zum Herbst. Damit schmeckt das Gurken-Lachs-Ragout noch aromatischer.

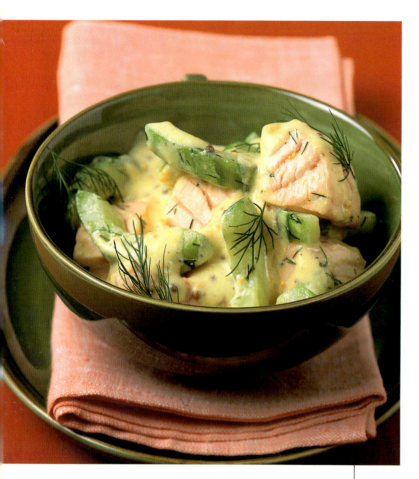

Mit der Low-Fat-Welle ging Lachs unter. Abnehmer fürchteten sein Fett, wurden traurig und dick. Nur: Omega-3-Fettsäuren brauchen Sie für gute Laune, für den Energiestoffwechsel. Genießen Sie das Gurken-Lachs-Ragout.

▶ **Kalte Küche**

## Avocado-Erdbeer-Teller

**Für 2 Personen**

*100 g Erdbeeren (frisch oder TK)*
*1 kleine reife Avocado*
*2 EL Limettensaft*
*Salz*
*schwarzer Pfeffer*
*1 EL Olivenöl*
→ *150 g geräucherte Putenbrust (Aufschnitt)*
*2 Stängel Basilikum*

**Pro Portion**
Eiweiß: 18 g ● Kohlenhydrate: 6 g ● Fett: 34 g

**1.** Die Erdbeeren waschen, abtropfen lassen, putzen und in Scheiben schneiden. Die Avocado halbieren, den Stein herauslösen und die Schale entfernen. Avocadohälften in Spalten schneiden, mit den Erdbeeren auf zwei Tellern dekorativ anrichten.

**2.** Für die Marinade den Limettensaft mit Salz, Pfeffer und Olivenöl verrühren, über Avocadospalten und Erdbeeren träufeln.

**3.** Die Putenbrustscheiben dekorativ daneben anrichten. Mit schwarzem Pfeffer aus der Mühle übermahlen. Basilikumblätter abzupfen und darüber streuen.

Carbs für Zähler pro Portion: 5

**T I P P :** Pikant-scharf wird das Gericht, wenn Sie noch 2 TL zerdrückte grüne Pfefferkörner aus dem Glas unter die Marinade rühren.

▶ **Warme Küche**

# Gurken-Lachs-Ragout

Für 2 Personen

1 Salatgurke (etwa 500 g)
1 EL Rapsöl
2 TL Weizen-Vollkornmehl
200 ml Gemüsebrühe
2 TL körniger Senf
→ 100 g Naturjoghurt
→ 300 g Lachsfilet ohne Haut
Salz
schwarzer Pfeffer
1/2 Bund Dill

Pro Portion
Eiweiß: 34 g ● Kohlenhydrate: 8 g ● Fett: 23 g

**1.** Die Gurke schälen, längs halbieren und die Kerne mit einem Löffel herausschaben. Die Gurkenhälften in etwa 1,5 cm breite Scheiben schneiden.

**2.** Das Öl in einer Pfanne erhitzen und die Gurken darin 2 Min. braten. Mit Mehl bestäuben und kurz mitbraten. Brühe angießen, Senf und Joghurt einrühren und die Gurken zugedeckt bei mittlerer Hitze 5 Min. schmoren lassen.

**3.** Das Lachsfilet waschen, trockentupfen und in etwa 2,5 cm große Würfel schneiden. Zu den Gurken geben und 6–7 Min. weiterschmoren. Mit Salz, Pfeffer würzen. Dill waschen und trockenschütteln, fein hacken und vor dem Servieren unter das Lachs-Gurken-Ragout heben.

Carbs für Zähler pro Portion: 5

BEILAGE: pro Portion 2 kleine Pellkartoffeln (je 100 g).        Carbs für Zähler pro Portion: 20

---

SPEZIAL-TIPP

## SAUNA

Eine wunderbare Art und Weise, den Körper und den Geist zu entgiften, heißt: Sauna. Es wäre schön, wenn Sie an diesem Wochenende die Zeit dafür finden – das macht Ihre Haut auch aufnahmebereit für die Ölmassage (siehe Seite 30).

### Kleine Anleitung

● **Duschen** Sie sich erst einmal gründlich ab. Das warme Wasser öffnet schon mal die Poren. Danach mit einem Handtuch gut abtrocknen.

● **Saunen:** Beginnen Sie in der »kältesten« Sauna (ca. 60° C) und steigern Sie die Temperatur bis zum letzten der drei bis vier Gänge. Wenn genug Platz ist, legen Sie sich hin, schließen Sie die Augen und spüren Sie, wie sich Ihr Körper erwärmt. Bleiben Sie nur so lange, wie Sie die Hitze gut aushalten. Das können 5 aber auch 20 Min. sein. Etwa 2 Min., bevor Sie die Sauna verlassen, setzen Sie sich auf. Das stabilisiert den Kreislauf.

● **Abkühlen:** Gehen Sie nach jedem Saunagang direkt von der Sauna raus ins Freie. Ihre Lungen und die Haut kühlen sich ab. Danach duschen Sie sich kalt ab. Von den Extremitäten arbeiten Sie sich zum Herz vor.

● **Ausruhen:** Legen Sie sich in einen Liegestuhl und relaxen Sie, so lange Sie Lust haben. Lesen Sie, schlafen Sie, tagträumen Sie – ganz egal. Fühlen Sie sich bereit für den nächsten Saunagang, dann nehmen Sie sich eine wärmere Sauna vor. Für Einsteiger reichen drei bis vier Saunagänge vollkommen aus.

● **Wichtig:** Danach viel trinken! Kalte Freuden: Finnen füllen sich Eiswürfel in die Thermoskanne, nehmen ein paar Würfel mit in die Sauna und reiben sich damit ab.

## Ist das **alles** da?

### FRISCH

*2 Orangen, 1 Birne, 2 Pflaumen (ersatzweise getrocknete Softpflaumen), 4 Stangen Staudensellerie, 4 kleine Tomaten, je 1 rote und gelbe Paprikaschote, 150 g Sojajoghurt natur, 350 g Magerquark, 400 g Buttermilch, 40 g Roquefort-Käse, 100 g Ziegen-Frischkäse, Basilikum, Petersilie, Schnittlauch, 250 g Rinderfilet, Vollkornbrot, Zutaten für den Salat*

### VORRAT

*80 g Hafer, Pistazienkerne, Ahornsirup, Meersalz, Zimtpulver, schwarzer Pfeffer, Knoblauch, Aceto balsamico, Olivenöl, Tomatenmark, Gemüsebrühe, getrockneter Thymian, Hefeflocken, Bulgur*

### SONSTIGES

*Leinöl, Thermoskanne, Zitrone, frischer Ingwer, gereiftes Sesamöl, Weizenkeime, Leinsamen, Gemüsesaft, Nüsse, Zutaten für selbst gemachten Joghurt*

### Achtung, Augenblick!

Achtsamkeit, so lehrt der vietnamesische Zen-Meister Thich Nhat Hanh, ist die Kunst, ganz im Hier und Jetzt zu weilen, zu spüren, dass man atmet, dass man lebt, das Besondere im Alltäglichen zu sehen. Denn darin liegt das Glück, nicht in unseren fernen Zielen, von denen wir nicht wissen, wann wir sie erreichen. (Und schon gar nicht im Gewicht.) Der Weg ist das Ziel. Entdecken Sie tausend kleine Wonnen, wenn Sie kochen, wenn Sie am Essen schnuppern, es auf der Zunge zergehen lassen, das warme Gefühl im Bauch. Genießen Sie. Heute die Rezepte für zwei. Genuss pur steckt im Selbermachen. Eigentlich sollte man all die Dinge, von denen man viel isst, selber machen, Wertschätzung reinstecken und wissen, was drin steckt. Joghurt zum Beispiel (Spezial-Tipp Seite 63).

### Wie steht es um Ihre Beweglichkeit?

Heute machen Sie den Beweglichkeits-Check. Sie brauchen einen Tisch, neben dem Sie sich bequem ausstrecken können.

**1.** Legen Sie sich auf den Boden, Ihr Hüftgelenk befindet sich in Höhe des Tischbeins. Beide Beine strecken und die Fußspitzen leicht in Richtung Knie ziehen.

**2.** Führen Sie nun ein Bein gestreckt nach oben, so weit es geht. Halten Sie das Bein 3 Sekunden in dieser Position, das andere Bein bleibt gestreckt am Boden. Welchen Boden-Bein-Winkel erreichen Sie?

**3.** Probieren Sie das Ganze auch mit dem anderen Bein aus. Denken Sie daran, dass Sie während der gesamten Übung gleichmäßig weiteratmen.

Auswertung:

Frau:   Winkel < 80 Grad = schlecht; 100-110 Grad = Durchschnitt; > 110 Grad = gut

Mann:  Winkel < 80 Grad = schlecht; ca. 90 Grad = Durchschnitt; 90–110 Grad = gut

Durch die folgende Woche begleiten Sie auch Dehnübungen, die Sie wieder beweglicher machen.

▶ **Frühstück**
# Orangen-Porridge

Für 2 Personen

*2 Orangen*
*1 Prise Salz*
*60 g Hafergrütze (grob gemahlener Hafer)*
→ *150 g Sojajoghurt natur*
*2 TL gehackte Pistazien*
*2 TL Ahornsirup*

Pro Portion
Eiweiß: 10 g ● Kohlenhydrate: 33 g ● Fett: 6 g

**1.** Den Saft von 1 Orange auspressen, mit Wasser auf 150 ml auffüllen. Salz zufügen, aufkochen lassen. Hafer einrühren und zugedeckt 10 Min. quellen lassen.

**2.** Die zweite Orange schälen, in Spalten schneiden. Porridge vom Herd nehmen, Joghurt unterrühren. Mit Orangenspalten auf zwei tiefen Tellern dekorativ anrichten. Mit Pistazien bestreuen, mit Ahornsirup beträufeln.
Carbs für Zähler pro Portion: 30

## GUT ZU WISSEN

● Haben Sie keine Getreidemühle oder kein Reformhaus um die Ecke? Dann tauschen Sie die Hafergrütze gegen zarte Vollkorn-Haferflocken aus.

● Ziegenkäse ist nicht jedermanns Sache. Wer eine mildere Variante bevorzugt, nimmt stattdessen Frischkäse oder einfach mehr Magerquark.

● Das Paprikaragout passt auch prima zu kurz gebratener Lammlende.

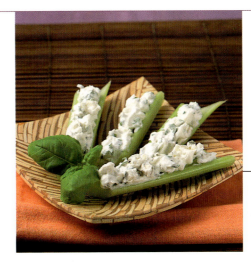

Eine wunderbare Art GLYX-niedrig zu snacken: Käse mit Gemüse. Probieren Sie unseren Staudensellerie mit würzigem Basilikum-Käse.

▶ **Snack**
# Sellerie mit Basilikum-Käse

Pro Portion
Eiweiß: 20 g ● Kohlenhydrate: 6 g ● Fett: 7 g

Für 2 Personen 4 Stangen Staudensellerie putzen und in Stücke schneiden. 200 g Magerquark mit 40 g Roquefort und 8 gehackten Basilikumblättern glatt rühren. In die Stücke streichen. Carbs für Zähler pro Portion: 0

▶ **Drink**
# Birnen-Pflaumen-Milch

Pro Portion
Eiweiß: 10 g ● Kohlenhydrate: 21 g ● Fett: 1 g

Für 2 Personen 1 Birne waschen, klein schneiden. 2 Pflaumen (oder getrocknete Pflaumen) entsteinen und klein würfeln. Mit 200 g Buttermilch pürieren. Mit 1 EL Hefeflocken, $1/4$ TL Zimtpulver und 200 g Buttermilch mixen. Carbs für Zähler pro Portion: 10

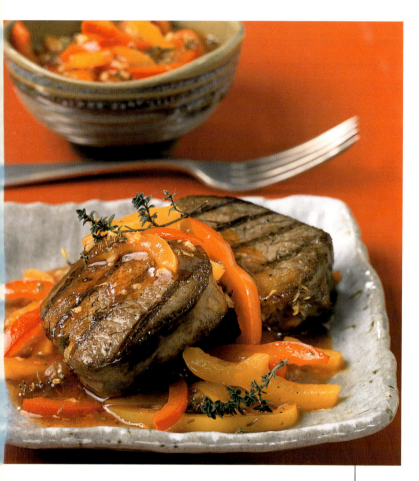

Lust auf ein zartes Rinderfilet mit Paprikaragout? Dazu Bulgur? Dann guten Appetit!
Filet ist wunderbar mager und einmal pro
Woche darf ruhig auch rotes Fleisch auf den
gesunden Teller.

▶ **Kalte Küche**

## Quark-Bällchen auf Tomaten

Für 2 Personen

→ *150 g Magerquark*
→ *100 g Ziegenfrischkäse*
*1 kleine Knoblauchzehe*
*je 3 Stängel Petersilie, Basilikum, Schnittlauch*
*Salz • schwarzer Pfeffer*
*4 kleine feste Tomaten*
*2 TL Aceto balsamico*
*1 EL Olivenöl*

Pro Portion
Eiweiß: 20 g • Kohlenhydrate: 5 g • Fett: 13 g

**1.** Den Quark in einem Tuch auspressen. Ziegenkäse
dazugeben. Knoblauch schälen und zerdrücken, Kräuter
waschen, trockenschütteln und bis auf ein paar Blätter
zum Garnieren fein hacken. Alles mischen, salzen und
pfeffern und 15 Min. kalt stellen.

**2.** Inzwischen die Tomaten waschen, vom Stielansatz
befreien und quer in Scheiben schneiden. Auf einem
großen Teller anrichten. Essig mit Salz, Pfeffer und Olivenöl verquirlen, die Marinade darüber träufeln.

**3.** Aus der Kräuter-Quark-Masse 6 Bällchen formen
und auf die Tomaten setzen. Mit den übrigen Kräutern
bestreuen.                    Carbs für Zähler pro Portion: 0

**B E I L A G E :** pro Portion 1 Scheibe Vollkornbrot (40 g)
                    Carbs für Zähler pro Portion: 15

**T I P P :** Ersetzen Sie den Ziegenfrischkäse doch mal
durch selbst gemachten Frischkäse! Wie es geht, steht
im Spezial-Tipp auf Seite 63.

▶ **Warme Küche**

# Rinderfilet mit Paprikaragout

Für 2 Personen

*je 1 rote und gelbe Paprikaschote*
*1 Knoblauchzehe*
*1 EL + 2 TL Olivenöl*
*2 TL Tomatenmark*
*100 ml Gemüsebrühe*
*Salz*
*schwarzer Pfeffer*
*1 TL getrockneter Thymian*
*2 TL Aceto balsamico*
→ *250 g Rinderfilet (Mittelstück)*

Pro Portion
Eiweiß: 29 g • Kohlenhydrate: 7 g • Fett: 14 g

**1.** Die Paprikaschoten waschen, halbieren, putzen und in feine Streifen schneiden. Knoblauch schälen.

**2.** In einem breiten Topf 1 EL Öl erhitzen. Paprikastreifen darin bei mittlerer Hitze 5 Min. andünsten. Knoblauch dazupressen. Tomatenmark einrühren, mit der Brühe ablöschen, mit Salz und Pfeffer würzen. Zugedeckt 5 Min. schmoren lassen. Mit Thymian und Essig würzen.

**3.** Eine Grillpfanne mit dem übrigen Öl auspinseln und erhitzen. Rinderfilet trockentupfen und in 4 Scheiben schneiden. In der Pfanne bei starker Hitze von jeder Seite 1–2 Min. braten. Salzen und pfeffern, mit dem Paprikaragout bedeckt servieren.

Carbs für Zähler pro Portion: 0

**BEILAGE:** pro Portion 40 g in Gemüsebrühe
**gegarter Bulgur** Carbs für Zähler pro Portion: 30

---

SPEZIAL-TIPP

## SCHLANKE MEDIZIN: JOGHURT

Joghurt ist ein kleines Zauberelexier. Er ist gesund, macht schlank, hält jung und wird mit Beeren getoppt zum süßen Traum, herzhaft mit Kräutern, Senf oder Zitrone vereint zum köstlichen Partner für Gemüsestreifen. Joghurt ist eines der Top-Lebensmittel der GLYX-Diät, weil er Jugend schenkt (darum werden die Menschen auf dem Balkan, die ihn erfunden haben, so alt!) – und den Darm saniert. Unser wichtigstes Immunorgan. Und wenn Sie nun beginnen, täglich Joghurt zu essen, was ich Ihnen empfehle, dann haben Sie vielleicht Freude daran, ihn selbst herzustellen.

**Joghurt selbst gemacht, so geht's:**
Sie brauchen einen Joghurtbereiter (gibt's für ca. 40 Euro im Haushaltswarengeschäft), frische Vollmilch und einen nicht wärmebehandelten Vollmilchjoghurt, der Ihnen so richtig gut schmeckt, einen ohne Zusätze. 1 l Milch kurz aufkochen, dann auf 45° C abkühlen lassen. 150 g Vollmilchjoghurt einrühren, bis sich der Joghurt vollständig aufgelöst hat. Die Mischung in die Schraubgläser füllen und den Ansatz im Joghurtbereiter ca. 12 Std. brüten. Über Nacht im Kühlschrank fest werden lassen. Der Joghurt hält sich ca. 1 Woche. Behalten Sie etwas Joghurt für den nächsten Ansatz zurück.

**So wird aus Joghurt Frischkäse al' oriental**
Für ein 500-ml-Glas: Legen Sie ein Sieb mit einem sauberen Geschirrtuch aus. Verrühren Sie 500 g Joghurt (3,5% Fett) mit 1 TL Meersalz. Schütten Sie ihn in das Tuch, lassen Sie ihn im Kühlschrank 3–4 Tage abtropfen. Formen Sie daraus walnussgroße Kugeln. Schichten Sie diese mit Gewürzen Ihrer Wahl in ein sauberes Schraubglas. Gießen Sie so viel Olivenöl darüber, bis die Kugeln mit Öl bedeckt sind. 1–2 Tage ziehen lassen.

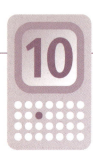

# 2. Woche

## Ist das **alles** da?

### FRISCH

*Roggen-Vollkornbrot, 180 g Magerquark, 200 g Dickmilch, 1 kleine Kiwi, Zitrone, 1 Hand voll Rucola, 1/2 Bund Dill, Petersilie, 1 Tomate, 1 Minigurke, 1 Kohlrabi, 2 Frühlingszwiebeln, 1 Stange Staudensellerie, 100 g Erdbeeren, 1 Ei, 120 g Räucherforellenfilet, Vollkornbrot, Zutaten für den Salat*

### VORRAT

*Meersalz, schwarzer Pfeffer, Currypulver, körnige Gemüsebrühe, Olivenöl, Rapsöl, Hefeflocken, Mineralwasser, Fruchtzucker, gemahlene Vanille, Aceto balsamico bianco, Parboiled-Naturreis*

### SONSTIGES

*Frischhaltebox, gereiftes Sesamöl, Thermoskanne, frischer Ingwer, gereiftes Sesamöl, Weizenkeime, Leinsamen, Leinöl, Gemüsesaft, Nüsse*

## Guten Morgen, Montag!

Nachdem Sie Ihr Glas Wasser getrunken haben, beginnen Sie den Tag mit Dehnen im Bett.

■ Nacken: In Rückenlage den Kopf in Mittelstellung bringen. Die Arme am Körper entlang nach unten ziehen, so die Schultern nach hinten unten ziehen. Die Halswirbelsäule lang machen: Den Hinterkopf nach oben und das Kinn Richtung Brustbein schieben. Das entspannt den Nacken und macht wach.

■ Ganzkörperstreckung: Räkeln und strecken Sie sich wie eine Katze. Auf dem Rücken liegend die Arme über den Kopf nehmen und sich aus den Schultern heraus so weit es geht strecken. Auch die Beine lang machen. Die Fußgelenke strecken und tief in die Bauchdecke atmen. Das zieht im ganzen Körper.

■ Unterer Rücken: Auf die Bettkante setzen, die Beine leicht öffnen und den Oberkörper Richtung Boden senken. Die Fußgelenke umfassen und den Oberkörper Richtung Boden ziehen, zugleich mit der Lendenwirbelsäule dagegen ziehen. Den unteren Rücken rund machen. Es zieht angenehm im Rücken. Dehnend schwindet die Trägheit – und Sie haben Lust auf Ihr kleines Bewegungsprogramm. Und vielleicht wollen Sie auch gerne mal wieder ins Restaurant. Dann gehen Sie. Mit unseren Tipps auf Seite 67.

## Denksport im Gehen

Gehören Sie zu den Schreibtischtätern? Dann machen Sie sich heute bewusst mobil. Bringen Sie meterweise mehr auf Ihr Bewegungskonto. Stehen Sie immer mal wieder auf. Gehen Sie spazieren oder powerwalken Sie im Büro rum. Mit einem Diktiergerät in der Hand können Sie alle Ideen, die Ihnen übrigens in Bewegung wesentlich einfacher zufließen, festhalten. Bewegung lässt das Kreativitätshormon ACTH im Gehirn sprudeln. Sie sind plötzlich hellwach und geistig voll da. So haben Sie die besten Geistesblitze.

▶ **Frühstück**

## Tomaten-Rucola-Brot

**Für 1 Person**

*1 Scheibe Roggen-Vollkornbrot*
*3 EL Magerquark (etwa 90 g)*
*1 Hand voll Rucola*
*1 Tomate*
*Salz*
*schwarzer Pfeffer*
*1 TL Olivenöl*

**Eiweiß: 11 g ● Kohlenhydrate: 15 g ● Fett: 3 g**

**1.** Das Brot mit dem Quark bestreichen. Rucola kurz abbrausen, trockenschütteln, harte Stiele abknipsen, Blätter grob hacken. Tomate waschen, vom Stielansatz befreien und in Scheiben schneiden.

**2.** Die Brotscheibe mit Rucola und Tomatenscheiben belegen. Mit Salz und Pfeffer würzen und mit Olivenöl beträufeln.　　　　　　　　Carbs für Zähler: 15

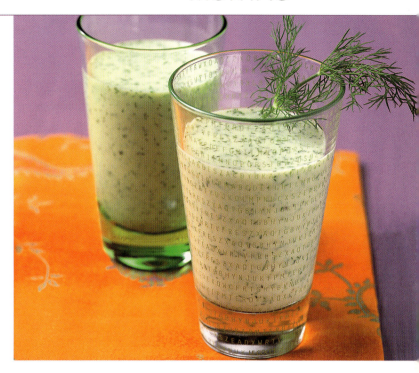

Prost Gurken-Kiwi-Lassi! Kann man auch mit Dickmilch mixen. Er füllt die Eiweißtanks, erfrischt, entwässert mit den Biostoffen der Gurke.

### GUT ZU WISSEN

● Mögen Sie es morgens pikant? Dann können Sie 2 EL Magerquark und 1 EL Ziegenfrischkäse mit 1 TL Zitronensaft verrühren und auf das Brot streichen.

● Mit grünem Spargel statt Kohlrabi wird aus dem Imbiss ein echt italienisches Gericht. Aceto balsamico bianco, der weiße Essig, sorgt für milde Würze.

● Raffiniert: 2 getrocknete Aprikosen in feine Streifen schneiden. In den letzten 5 Min. unter den Curryreis geben. 2 TL gehobelte Mandeln darüber streuen.

▶ **Drink**

## Gurken-Kiwi-Lassi

**Eiweiß: 7 g ● Kohlenhydrate: 15 g ● Fett: 4 g**

1 kleine Kiwi schälen, würfeln. 1 Minigurke schälen, entkernen und würfeln. Mit Blättern von 1/2 Bund Dill, Kiwi, 100 g Dickmilch und 1 EL Hefeflocken pürieren. Salzen und pfeffern. Mit 50 ml kaltem Mineralwasser auffüllen.
　　　　　　　　Carbs für Zähler: 10

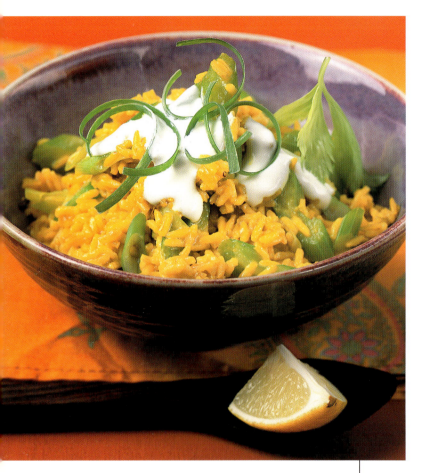

Einfach indisch: Curryreis mit Dickmilch. Schnell gekocht, weil es Naturreis auch parboiled gibt. Curry stimuliert die Verdauung, die ätherischen Öle des Selleries regen den Stoffwechsel an, senken den Blutdruck.

▶ **Kalte Küche**

## Kohlrabi mit Ei-Vinaigrette

**Für 1 Person**

*1 Ei • 1 zarter Kohlrabi (etwa 300 g)*
*Salz*
*1 EL Aceto balsamico bianco*
*schwarzer Pfeffer • 1 EL Olivenöl*
*3 Stängel Petersilie*
→ *120 g Räucherforellenfilet*

**Eiweiß: 37 g • Kohlenhydrate: 8 g • Fett: 21 g**

**1.** Ei in 10–12 Min. hart kochen, abschrecken, pellen. Kohlrabi putzen, schälen, vierteln und in feine Scheiben schneiden. In $1/8$ l Salzwasser 5 Min. dünsten.

**2.** Ei hacken. Mit Essig, Salz, Pfeffer und Öl vermischen. Petersilie waschen und trockenschütteln, die Blättchen hacken, dazugeben. Kohlrabi abtropfen lassen und anrichten. Mit 2 EL Dünstflüssigkeit beträufeln. Die Ei-Vinaigrette darüber geben. Forellenfilet dazuessen.

Carbs für Zähler: 0

**BEILAGE:** 1 Scheibe Vollkornbrot (40 g)

Carbs für Zähler: 15

▶ **Snack**

## Erdbeeren mit Vanille-Dip

**Eiweiß: 18 g • Kohlenhydrate: 15 g • Fett: 1 g**

100 g Erdbeeren waschen. 125 g Magerquark mit 1 EL Mineralwasser, 1 TL Fruchtzucker und $1/4$ TL gemahlener Vanille verrühren. Erdbeeren in den Dip stippen.

Carbs für Zähler: 10

▶ **Warme Küche**

# Curryreis mit Dickmilch

Für 1 Person

2 Frühlingszwiebeln
1 Stange Staudensellerie
1 EL Rapsöl
50 g Parboiled-Naturreis
1 TL Currypulver
150 ml Gemüsebrühe
Salz
1–2 TL Zitronensaft
→ 100 g Dickmilch

Eiweiß: 10 g ● Kohlenhydrate: 48 g ● Fett: 16 g

**1.** Die Frühlingszwiebeln waschen, putzen und das Weiße fein würfeln, das Grüne schräg in etwa 2 cm große Stücke schneiden. Sellerie waschen, putzen und in Scheibchen schneiden.

**2.** Das Öl in einem Topf erhitzen, das Weiße der Frühlingszwiebeln, Sellerie und Reis darin unter Rühren bei schwacher Hitze dünsten, bis die Körner glasig sind.

**3.** Currypulver darüber stäuben und kurz anschwitzen. Mit Brühe aufgießen, aufkochen lassen und den Reis zugedeckt bei schwacher Hitze in 15 Min. garen. In den letzten 5 Min. das Grüne der Frühlingszwiebeln zufügen. Mit Salz und Zitronensaft würzen. Die Dickmilch obendrauf geben, bei Tisch unterrühren.

Carbs für Zähler: 40

**V A R I A N T E :** Statt Dickmilch 100 g festen Tofu in Scheiben schneiden, in 1 EL Rapsöl auf beiden Seiten goldbraun braten. Den Tofu als Beilage zum Curryreis servieren.

---

SPEZIAL-TIPP

## LUST AUF RESTAURANT?

Nichts wie hin. Das dürfen Sie auch während Ihres Vier-Wochen-Programms. Meiden Sie einfach XXL-Portionen. Essen Sie nur so viel, bis Sie satt sind – nicht gleich die Kohlenhydrat-Beilagen. Und halten Sie sich an grün:

**Deutsche Küche**
**grün:** Wild, Geflügel, Fisch mit einer großen Portion Gemüse, kleine Portion Reis oder 2 Kartöffelchen, vorweg ein Salat, mit Olivenöl und Essig mariniert.
**rot:** Pommes, Knödel

**Italiener**
**grün:** eingelegtes Gemüse, Salat, Caprese, Carpaccio – aber bitte nur ein bis zwei Scheibchen Brot, Pasta, gegrillter Fisch, Fruchtsorbet, Espresso, Wein
**rot:** Pizza, Tiramisu, Panna cotta

**Grieche, Türke und Libanese**
**grün:** Bauernsalat, gefüllte Paprika mit Schafkäse, Bifteki, Döner, Gyros, gegrillter Tintenfisch, Souflaki, griechischer Joghurt mit Honig und Nüssen, Wein
**rot:** panierte und frittierte Speisen, Moussaka, viel Brot

**Chinese, Koreaner und Taiwanese**
**grün:** Gemüse- oder Hühnergericht, wenig Reis
**rot:** Frühlingsrollen und süßsaure Saucen

**Japaner**
**grün:** Sushi mit rohem Fisch, Gemüse, Salate mit Algen, Rinderfilet, Misosuppe mit Tofu.
**rot:** panierte und frittierte Speisen

**Inder**
**grün:** Curries mit Huhn, Fisch, Gemüse oder Tofu, kleine Portion Reis, Lassi, Tee
**rot:** panierte und frittierte Speisen

# 2. Woche

## Ist das **alles** da?

### FRISCH

*1 Nektarine (ersatzweise Apfel oder Birne),
1 rosa Grapefruit, 1 gelbe Spitzpaprika (ersatzweise 1/2 gelbe Paprikaschote), 125 g Magerquark, 150 g Kefir, 40 g Putenbrust-Aufschnitt, Thymian, Petersilie, Basilikum,
40 g Mozzarella, 150 g Kirschtomaten,
150 g Rotbarschfilet, Rosmarin, 2 kleine
Kartoffeln, Zutaten für den Salat*

### VORRAT

*Amaranth, Akazienhonig, Mineralwasser,
Hefeflocken, Vollkorn-Penne, Olivenöl, Rotweinessig, Meersalz, schwarzer Pfeffer, Pesto,
Gemüsebrühe, Knoblauch, 300 g italienische
Gemüsemischung (TK), schwarze Oliven*

### SONSTIGES

*Frischhaltebox, Thermoskanne, Zitrone,
frischer Ingwer, gereiftes Sesamöl, Weizenkeime, Leinsamen, Leinöl, Gemüsesaft, Nüsse*

## Machen Sie Fortschritte?

Fühlen Sie sich gut? Achten Sie auch auf Ihre Eiweißformel von Seite 23. Machen Sie sich leichte Gedanken, kontern Sie mit unserem Mini-Programm (Seite 20) dem Stress? Gehen Sie wenigstens Ihre täglichen 500 Meter? Was tun Sie, wenn Sie einen Türrahmen sehen, im Stau stehen? Treten Sie, wann immer Sie können, gegen die Trägheit an. Aufstehen, wenn Sie sitzen, gehen, wenn Sie stehen, schnell gehen, wenn Sie schleichen, hüpfen, springen. Lassen Sie das bewegte Kind in sich aus dem verkrusteten Mantel heraus.

## Testen Sie …

Wenn meine Oma einem Apfel, einer Paprika nicht traut »das ist gespritzt«, dann macht sie einen Muskeltest. Der geht so: Man nimmt ein Lebensmittel, dem man nicht traut, oder von dem man testen will, ob man allergisch darauf reagiert, in die rechte Hand. Man drückt den linken Daumen und linken Mittelfinger zusammen. Bittet eine andere Person die beiden Finger zu trennen. Das geht schwer. Dann zwickt die Person in den Daumenballen. Und zieht die beiden Finger wieder auseinander. Normalerweise geht das dann ganz leicht. Weil der gezwickte Muskel dem Gehirn signalisiert: bin verkürzt. Prompt kommt der Befehl: locker lassen. Ist nun diese Reizleitung gestört, durch einen gespritzten Apfel oder ein Lebensmittel, auf das man allergisch reagiert (in der anderen Hand), bleiben die beiden Finger geschlossen. Der Muskel lässt nicht locker. Experimentieren Sie ein bisschen.

## Waden-Dehnen

Wenn Sie heute wie immer die Treppe statt den Aufzug nehmen, dann dehnen Sie: Linken Vorfuß auf eine Treppenkante, rechten Fuß eine Stufe höher stellen. Gewicht auf den linken Fuß verlagern. Ferse absenken. Linkes Knie gestreckt halten. Seitenwechsel.

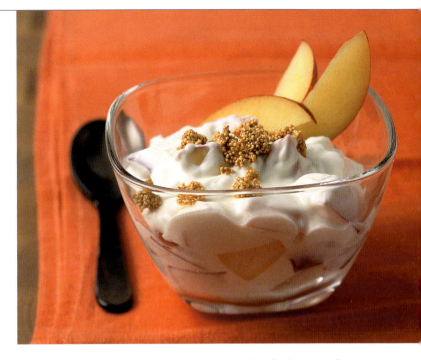

Nektarinen-Quark mit Amaranth:
Das Getreidekorn der Inkas hat
einen niedrigen GLYX, liefert essenzielle Eiweißbausteine und Kalzium.

▶ **Frühstück**

# Nektarinen-Quark mit Amaranth

Für 1 Person

*1 EL Amaranth*
*1 TL Akazienhonig*
*1 Nektarine (ersatzweise Apfel oder Birne)*
→ *125 g Magerquark*
*2–3 EL Mineralwasser*

Eiweiß: 20 g • Kohlenhydrate: 33 g • Fett: 2 g

**1.** Den Amaranth in einer beschichteten Pfanne anrösten, mit Honig beträufeln und kurz weiterrösten. Vom
Herd nehmen, abkühlen lassen.

**2.** Die Nektarine waschen, trockenreiben, halbieren und
entsteinen. Die Hälften erst in Spalten, dann in kleine
Stücke schneiden. Den Quark mit dem Mineralwasser
glatt rühren. Zwei Drittel von der Nektarine unterheben,
den Rest obendrauf legen. Mit den Amaranthbröseln
bestreuen.                                    Carbs für Zähler: 30

---

## GUT ZU WISSEN

● In der kalten Jahreszeit können Sie die Nektarine durch
   1 kleinen Apfel oder 1 Birne ersetzen, in der dritten
   Abnehmwoche darf's auch mal ein Stück Mango sein.

● Genießen Sie den italienischen Nudelsalat lauwarm
   oder kalt. Dazu passt prima noch eine Hand voll Rucola.

● Auch mit einem Bohnengemüse harmoniert das Fischfilet sehr gut: 125 g weiße Bohnen aus der Dose
   abgießen, abtropfen lassen, zum Schluss unter das
   Gemüse mischen und erhitzen. Kartoffeln weglassen.

▶ **Drink**

# ACE-Drink

Eiweiß: 8 g • Kohlenhydrate: 20 g • Fett: 1 g

Saft von 1 rosa Grapefruit auspressen, mit 1 TL Honig,
1 EL Hefeflocken und 150 g kaltem Kefir verrühren.
                                            Carbs für Zähler: 15

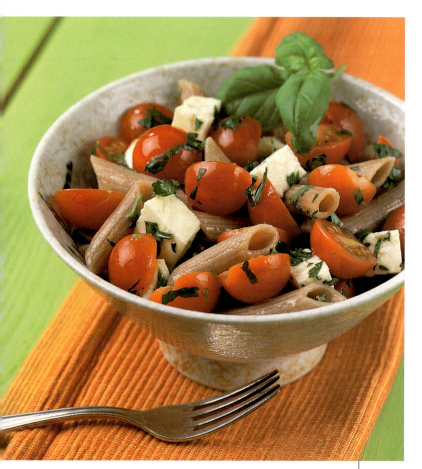

Nudel-Gemüse-Salat: Sie wollen den GLYX runterdimmen? Dann kombinieren Sie wie in diesem Rezept eine kleine Portion Kohlenhydrate (Nudeln, Brot, Kartoffeln, Reis) mit einer großen Portion Gemüse.

▶ **Kalte Küche**

## Nudel-Gemüse-Salat

Für 1 Person

*Salz*
*schwarzer Pfeffer*
*40 g Vollkorn-Penne*
*150 g Kirschtomaten*
*1 EL Rotweinessig*
*1 EL Olivenöl*
*1/2 Bund gemischte Kräuter (z.B. Thymian, Petersilie, Basilikum)*
→ *40 g Mozzarella*

Eiweiß: 14 g • Kohlenhydrate: 28 g • Fett: 19 g

**1.** Salzwasser aufkochen lassen, die Nudeln darin nach Packungsangabe in 8–10 Min. bissfest garen. Die Kirschtomaten waschen, trockentupfen und halbieren.

**2.** Die Nudeln in ein Sieb abgießen, dabei 2 EL Kochsud auffangen, kalt abschrecken und abtropfen lassen. Kochsud, Essig, Salz, Pfeffer und Öl verrühren. Kräuter waschen und trockenschütteln, die Blättchen hacken. Mozzarella grob würfeln. Alle Zutaten vermischen.

Carbs für Zähler: 30

▶ **Snack**

## Puten-Paprika-Röllchen

Eiweiß: 11 g • Kohlenhydrate: 2 g • Fett: 1 g

1 kleine gelbe Spitzpaprika oder 1/2 gelbe Paprikaschote waschen, halbieren, putzen und in Streifen schneiden. Auf 40 g Putenbrust-Aufschnitt verteilen, die Scheiben zu Röllchen drehen.

Carbs für Zähler: 0

▶ **Warme Küche**

# Mediterranes Fischfilet

Für 1 Person

→ *150 g Rotbarschfilet*
*Salz*
*schwarzer Pfeffer*
*1 TL Pesto (Glas oder selbst gemacht)*
*300 g italienische TK-Gemüsemischung*
*1 Knoblauchzehe*
*1 Zweig Rosmarin (ersatzweise 1 TL getrockneter)*
*1 EL Olivenöl*
*5 EL Gemüsebrühe*
*5 schwarze Oliven*

Eiweiß: 36 g ● Kohlenhydrate: 15 g ● Fett: 16 g

1. Das Fischfilet waschen, trockentupfen, beidseitig salzen und pfeffern und mit dem Pesto bestreichen.

2. Die Gemüsemischung antauen lassen. Knoblauch schälen und in Scheibchen schneiden. Rosmarin waschen und trockenschütteln, die Nadeln hacken.

3. Öl in einer beschichteten Pfanne erhitzen. Rosmarin und Knoblauch darin kurz anbraten. Gemüse dazugeben und bei starker Hitze 3 Min. anbraten. Brühe angießen, Oliven untermischen. Fischfilet auf das Gemüse legen und zugedeckt bei schwacher Hitze 10 Min. dünsten.

Carbs für Zähler: 0

**BEILAGE:** 2 kleine Pellkartoffeln (100 g)

Carbs für Zähler: 20

**TIPP:** Nehmen Sie eine TK-Gemüsemischung ohne Zusätze oder entfernen Sie den gefrorenen Gewürzblock vor der Verwendung.

---

**SPEZIAL-TIPP**

### ALLERGIE GEGEN MILCH & WEIZEN

Allergien gegen Lebensmittel nehmen stark zu – und die können über den Insulinhaushalt dick machen.

Im Blut kann man Lebensmittelallergien über IgG-Antikörper feststellen. Sie bilden sich, wenn unverdaute Nahrungsbestandteile über einen defekten Darm ins Blut dringen und dort eine Allergie auslösen. Die wiederum zu Magen-Darm-Beschwerden, chronischen Entzündungen der Gelenke, Migräne, Übergewicht und Diabetes führen kann. Eine gestörte Darmfunktion haben viele: Infektionskrankheiten, Stress, Antibiotika, Entzündungshemmer, Konservierungsstoffe schädigen den Darm, machen ihn durchlässig für Allergieauslöser.

Über Bluttests kann man bis zu 270 Lebensmittel testen. Häufig treten Allergien gegen Kuhmilch-Produkte auf, gegen Hefe, Hühnerei und glutenhaltige Getreidesorten (Weizen, Hafer, Dinkel, Roggen).

Die gute Nachricht: Man kann diese Allergie auch wieder loswerden. Hat man seinen individuellen Krankmacher entdeckt, streicht man ihn vom Speiseplan. 2 Monate bis 1 Jahr. Die Nahrungsumstellung entlastet das Immunsystem, die Allergie und auch das Übergewicht verschwindet.

Die schlechte Nachricht: Mit IgG-Bluttests (kosten 50 bis 450 Euro) wird auch Schindluder getrieben: teurer Befund – ohne Beratung. Zu so einem Test gehört immer ein Arzt oder Heilpraktiker, dem Sie vertrauen, der mit Ihnen eine individuelle, adäquate Diät bespricht.

Einer Nahrungsmittel-Unverträglichkeit können Sie gut vorbeugen: indem Sie nicht täglich das gleiche essen. Den Darm pflegen mit Ballaststoffen, Joghurt, viel Trinken, wenig Stress, regelmäßig Sport.

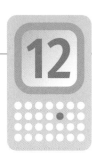
# 2. Woche

## Ist das **alles** da?

### F R I S C H

*150 g Brombeeren (ersatzweise TK), 1 Oran-
ge, 1 Apfel, 2 Zitronen, 1 Tomate, 1/2 Salatgurke, 1 kleiner Zucchino, Minze, Petersilie,
Kresse, 250 g Buttermilch, 200 ml Molke,
150 g Naturjoghurt, 30 g Feta, 1 Hähnchenbrustfilet, Zutaten für den Salat*

### V O R R A T

*Akazienhonig, Apfeldicksaft, gemahlene
Vanille, kernige Haferflocken, 1 Dose
Kichererbsen, Bulgur, Olivenöl, Meersalz,
schwarzer Pfeffer, 1 Zwiebel, Hühnerbrühe,
Hefeflocken, 200 g TK-Suppengemüse*

### S O N S T I G E S

*Äpfel zum Dörren, Thermoskanne, frischer
Ingwer, gereiftes Sesamöl, Weizenkeime,
Leinsamen, Leinöl, Gemüsesaft, Nüsse*

### Heißhunger ade!

Nun müssten Sie definitiv aus der Insulin-Heißhunger-
falle raus sein. Ihr Hormonhaushalt zwingt Sie nicht
mehr ständig, etwas essen zu müssen. Langsam können
Sie auch viel freier mit dieser Diät umgehen. Sie merken:
Ein Restaurantbesuch muss sich nicht in Pfunden
niederschlagen. Und wenn eine Pizza mal stärker war als
Ihr Wille, dann gleichen Sie das einfach mit der nächsten
Mahlzeit aus, indem Sie die Beilagen-Carbs weglassen.
Oder Sie machen einfach mal einen Fastentag mit unserer Magischen Suppe (Seite 24). Gut ist, wenn Sie die
immer auf Vorrat in der Tiefkühltruhe haben.
Sicherlich naschen Sie so gerne wie ich. Haben Sie schon
mal Obst selbst gedörrt, oder Gemüsestreifen? Himm-
lisch! Gesund! Wie's geht, steht auf Seite 75.

### Wäschedisko

Füttern Sie Ihre Stereoanlage heute mit Ihrer Lieblings-
CD – was zum richtig Abhotten. Dann tanzen Sie, dass
sich die Balken biegen. Mit Musik in den Waden sortie-
ren Sie die Wäsche ein, machen den Abwasch, schwingen
den Staubwedel oder Staubsauger durch die Wohnung.
Tippeln, zappeln, hüpfen Sie, lassen Sie die Hüfte kreisen. Was meinen Sie, wie viel Kalorien Sie dabei verbrennen? In einer halben Stunde etwa 230. Macht in der
Woche 1610 kcal. Macht im Jahr 12 Kilo Fett, die Sie verbrennen. Durch eine halbe Stunde bewegte Hausarbeit
täglich. Also mich überzeugt das.

### Die kleine Dehnübung

Wer viel sitzt, verkürzt seine Muskeln am vorderen Oberschenkel. Da kann man was dagegen tun. Einfach
zwischendurch. Im Stand mit der Hand einen Fuß an
den Po drücken. Die Knie zusammen halten und die
Hüfte mit angespanntem Bauch nach vorne strecken.
Kein Gleichgewicht? Einfach irgendwo anlehnen.
Anschließend Seitenwechsel. 2-mal 20 Sekunden.

▶ **Frühstück**

# Brombeersuppe

Für 1 Person

*150 g Brombeeren (frisch oder TK)*
*Saft von 1/2 Orange*
*1 EL Zitronensaft*
➔ *250 g Buttermilch*
*1 TL Akazienhonig*
*1/4 TL gemahlene Vanille*
*1 EL kernige Haferflocken*

Eiweiß: 12 g ● Kohlenhydrate: 33 g ● Fett: 4 g

**1.** Die frischen Brombeeren kurz abbrausen, trocken-tupfen und verlesen. Gefrorene Beeren antauen lassen. Zwei Drittel von den Beeren mit Orangen- und Zitronen-saft sowie Buttermilch pürieren. Honig und Vanille unterrühren. Mit übrigen Brombeeren garnieren. Hafer-flocken nach Belieben rösten und obendrauf streuen.

Carbs für Zähler: 30

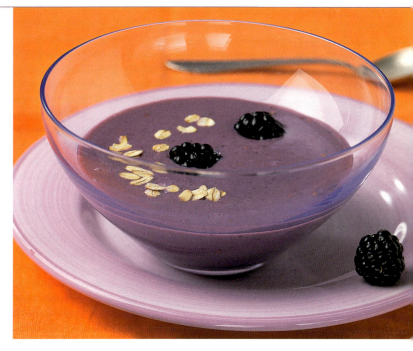

Brombeeren sind die Beauty-Pillen der Natur: Ihre Biostoffe straffen das Bindegewebe und Fruchtsäuren regen die Enzymproduktion an.

## GUT ZU WISSEN

● An einem heißen Tag können Sie die Brombeersuppe auch als Imbiss oder Dessert genießen – eiskalt schmeckt sie besonders erfrischend.

● Kichererbsen in Dosen gibt's in gut sortierten Super-märkten und in türkischen Läden. Auch fein: statt Joghurt 50 g Schafkäse zerbröckeln und über den Kichererbsensalat streuen.

● Im Alltag können Sie öfters tiefgekühltes Gemüse ver-wenden. Es enthält viele Vitamine, kommt direkt in den Topf und Sie sparen Schnippelzeit!

▶ **Drink**

# Apfelmolke

Eiweiß: 3 g ● Kohlenhydrate: 28 g ● Fett: 3 g

1 kleinen Apfel schälen und fein raspeln. Mit 1 EL Zitro-nensaft, 1 EL Apfeldicksaft, 1 EL Hefeflocken und 200 ml kalter Molke pürieren. In ein hohes Glas gießen.

Carbs für Zähler: 20

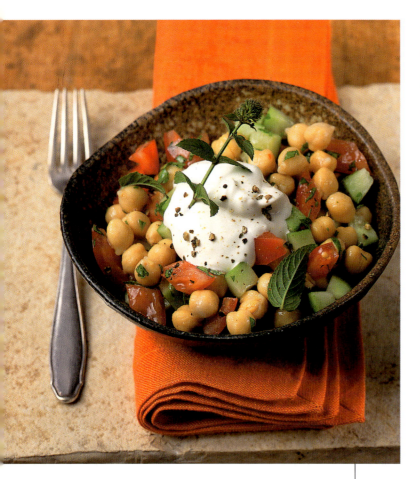

Die Geschmacksvielfalt eines GLYX-Salats kennt keine Genzen. Hier kullern Kichererbsen auf orientalische Weise in die Schüssel. Herrlich erfrischend, wunderbar würzig – und selbstverständlich gut zur Figur.

▶ **Kalte Küche**

## Orientalischer Kichererbsensalat

**Für 1 Person**

*125 g gegarte Kichererbsen (Dose; abgetropft)*
*1 reife Tomate*
*1/2 Salatgurke (etwa 200 g)*
*4 Stängel Petersilie*
*1 Zweig Minze*
*1 EL Zitronensaft*
*Salz • schwarzer Pfeffer*
*1 EL Olivenöl*
➔ *150 g Naturjoghurt*

**Eiweiß: 13 g • Kohlenhydrate: 28 g • Fett: 14 g**

**1.** Kichererbsen abbrausen und abtropfen lassen. Tomate waschen, vierteln, entkernen und klein würfeln. Gurke schälen, klein würfeln. Kräuter waschen und trockenschütteln, die Blättchen abzupfen. Petersilie hacken, Minze in feine Streifen schneiden. Kichererbsen, Tomate, Gurke und Kräuter mischen. Mit Zitronensaft, Salz, Pfeffer und Öl würzen. Joghurt cremig rühren, obendrauf geben.          Carbs für Zähler: 20

▶ **Snack**

## Zucchinisticks mit Feta

**Eiweiß: 7 g • Kohlenhydrate: 3 g • Fett: 7 g**

130 g Zucchini waschen, putzen, in breite Stifte schneiden. In einer mit Olivenöl ausgestrichenen Grillpfanne 5 Min. braten, salzen und pfeffern. 30 g Feta zerbröckeln, darüber streuen.          Carbs für Zähler: 0

▶ **Warme Küche**

# Bunte Gemüsesuppe

Für 1 Person

→ *1 kleines Hähnchenbrustfilet (etwa 120 g)*
*1 kleine Zwiebel*
*1 EL Olivenöl*
*400 ml Hühnerbrühe*
*200 g TK-Suppengemüse*
*Salz*
*schwarzer Pfeffer*
*1/2 Kästchen Kresse*

Eiweiß: 51 g ● Kohlenhydrate: 10 g ● Fett: 14 g

**1.** Das Hähnchenbrustfilet waschen, trockentupfen und in feine Streifen schneiden. Die Zwiebel schälen und sehr fein würfeln.

**2.** Das Öl in einem Topf erhitzen, Zwiebel darin glasig dünsten. Mit der Brühe auffüllen und aufkochen lassen.

**3.** Suppengemüse und Fleisch dazugeben. Alles aufkochen lassen und 5 Min. bei schwacher Hitze köcheln lassen. Mit Salz und Pfeffer würzen. Kresse vom Beet schneiden und obendrauf geben.

Carbs für Zähler: 0

**TIPP:** Die Suppe zusätzlich mit 1 TL gehackten mediterranen Kräutern, z. B. Thymian, Rosmarin oder Oregano, würzen.

**EINLAGE:** Wenn Sie wollen, können Sie 30 g Bulgur mit dem Suppengemüse zufügen und in der Brühe quellen lassen. Oder nehmen Sie zur Abwechslung Amaranth.

Carbs für Zähler: 20

SPEZIAL-TIPP

### GESUND KNABBERN & NASCHEN

Haben Sie schon mal gedörrte Möhren gegessen, Paprikastreifen oder Tomaten? Wunderbar würzige Knabbereien. Gesund! Früher haben die Bauern viel gedörrt, um die reiche Ernte mit in den Winter zu nehmen. Apfelringe, Aprikosen, Pflaumen, Birnen ... Ein Traum für Naschkatzen. Da lass ich jede Schokolade links liegen. Vor allem, wenn es selbst gedörrt ist. Starten Sie mit etwas einfach Leckerem:

#### Getrocknete Apfelringe

Äpfel schälen, Kerngehäuse ausstechen. Äpfel in Scheiben schneiden und kurz in Zitronensaft legen. Backofen auf 50° vorheizen (auch Umluft). Apfelringe auf den Bratrost legen, in den Ofen schieben und 8 Std. trocknen lassen. Backofentür leicht offen lassen (mit Kochlöffelstil zwischen Tür und Ofen), damit die Feuchtigkeit entweichen kann. Die Temperatur auf 70–80° erhöhen und noch einige Stunden (Länge kommt auf die Sorte an) trocknen lassen. Fingerprobe machen: Die Ringe dürfen nicht trocken sein und müssen noch ein bisschen elastisch sein. Auf dem Rost abkühlen lassen. In Cellophantüten oder Dosen verpacken.

#### Der kleine Helfer

Wer diese Ringe so liebt wie ich, der braucht über kurz oder lang einen Dörrapparat: Ein guter kostet um die 100 Euro. In mehreren Schichten gestapelt trocknet er Apfelringe, Pflaumen, Pilze, Tomaten und Zucchinistreifen quasi über Nacht. Und frisst nicht so viel Energie wie der Ofen. Er regelt die Temperatur, die Belüftung und die Dauer des Dörrens. Bestelladresse siehe Seite 142. Mit gedörrtem Gemüse (wunderbare Resteverwertung!) kann man auch kochen: Vor der Zubereitung bedecken Sie es 5–10 Min. mit kochend heißem Wasser. Abgießen, daraus leckere Antipasti und Pastasaucen zaubern.

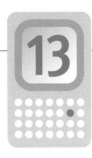

# 2. Woche

## Ist das **alles** da?

### FRISCH

*1 große Orange, Zitronen, 1 kleiner Apfel, 1 Babybanane, 6 Radieschen, 1 Frühlings-zwiebel, 120 g grüne Bohnen (ersatzweise TK), 1/2 Bund Schnittlauch, 1/2 Kästchen Kresse, 200 ml Trinkmolke, 100 g körniger Frischkäse, 125 g Magerquark, 150 g Natur-joghurt, 50 g Schafkäse (Feta), 1 kleines Matjesfilet, Zutaten für den Salat*

### VORRAT

*Mandelblättchen, Akazienhonig, Sanddorn-Vollfrucht mit Honig, Mandelmus, Meer-salz, schwarzer Pfeffer, Pumpernickel, schar-fer Senf, Vollkorn-Tagliatelle, Olivenöl, Hefeflocken, Sonnenblumenkerne*

### SONSTIGES

*Massageball, Thermoskanne, frischer Ingwer, gereiftes Sesamöl, Weizenkeime, Leinsamen, Leinöl, Gemüsesaft, Nüsse*

## Wie viel darf's denn sein?

Der eine schwört auf üppige Männerportionen, der andere knabbert nur an einem Salatblatt. Beide werden satt. Und beide urteilen ganz unterschiedlich, wie groß eine »normale« Portion sein darf. Sie orientieren sich nicht an den Messlatten anderer Leute. Fühlen Sie lieber in sich hinein, wie viel macht Sie satt? Das Sättigungssignal wandert nur träge ins Gehirn. Essen Sie daher wie eine Schildkröte: Ganz, ganz langsam. Legen Sie immer mal wieder Pausen ein und hören Sie auf, sobald Ihr Magen »angenehm satt« meldet. Und wenn Sie sich die Carb-Beilage bis zum Schluss aufheben, dann kommen Sie manchmal ganz automatisch zu Ihrem Dinner-Cance-ling-Abend (Seite 14).

## Der tolle Igel

Besorgen Sie sich heute zwei kleine Massagebälle (Sani-tätsfachhandel). Unter den Schreibtisch oder vor den Fern-seher legen. Barfuss mit den Bällen spielen. Rollen Sie, drücken Sie den Ball in den Boden. Greifen Sie mit den Zehen in die Noppen. Genießen Sie das prickelnde Ge-fühl auf der empfindlichen Haut. Diese Fußreflexzonen-massage wirkt auf Körper und Geist so richtig belebend – und Sie kräftigen ganz nebenbei Waden und Fußgewöl-be. Noch mehr Akupressur-Tricks finden Sie auf Seite 79.

## Brust frei!

Viel sitzen, wenig körperliche Arbeit – Ihre Schultern hängen nach vorn, quetschen den Brustkorb und drü-cken Ihnen die Luft weg. Schmälern das Selbstbewusst-sein. Nicht mehr lange! Das hilft: Arme öffnen und auf Schulterhöhe an den Türrahmen legen. Oberkörper langsam nach vorne senken, Arme strecken. 20 Sekunden halten. Ein paar Mal tief durchatmen. Tun Sie das jedes Mal, wenn Sie einen Türrahmen sehen. Geht's mal nicht, dann richten Sie sich wenigstens bewusst auf: Schultern nach hinten, Brust frei.

► **Frühstück**

## Orangenteller mit Mandeln

**Für 1 Person**

*2 TL Mandelblättchen*
*1 große Orange*
→ *100 g körniger Frischkäse*
*1 TL Akazienhonig*
*1 TL Mandelmus (Reformhaus)*

**Eiweiß: 16 g ● Kohlenhydrate: 22 g ● Fett: 9 g**

**1.** Mandeln in einer trockenen Pfanne ohne Fett goldbraun rösten. Vom Herd nehmen und abkühlen lassen.

**2.** Die Orange samt der weißen Haut schälen, längs halbieren, die Hälften in Scheiben schneiden, abtropfenden Saft auffangen. Orangenscheiben überlappend auf einen Teller legen. Frischkäse mit Honig, abgetropftem Orangensaft und Mandelmus verrühren. Auf die Orange geben, mit Mandelblättchen bestreuen.

**Carbs für Zähler: 20**

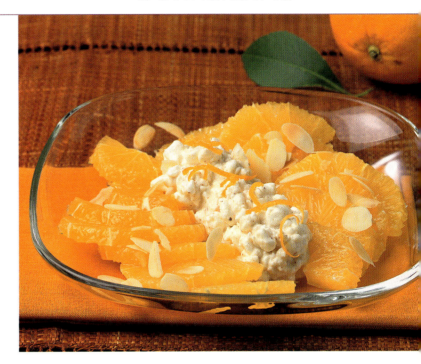

Man kann die Orange so essen, um an ihr schlank haltendes Vitamin C, ihre Flavonoide zu kommen. Man kann sie auch mit Mandeln krönen.

### GUT ZU WISSEN

● Süßer wird der Frühstücksteller mit 2 Mandarinen, herber mit 1 großen rosa Grapefruit.

● Ideal fürs Büro: Matjestatar. Dafür Frühlingszwiebel, Apfel und Matjesfilets fein zerhacken, mit Apfel-Zwiebel-Dip anmachen und mit Kresse garnieren.

● Mögen Sie keine Vollkorn-Nudeln? Dann mischen Sie je zur Hälfte Hartweizen- und Vollkorn-Penne oder nehmen Sie alternativ Weizenkeim-Nudeln aus dem Reformhaus.

► **Drink**

## Sanddorn-Bananen-Shake

**Eiweiß: 5 g ● Kohlenhydrate: 28 g ● Fett: 2 g**

1 Babybanane schälen, grob zerkleinern und mit 1 EL Sanddorn-Vollfrucht mit Honig, 1 EL Zitronensaft und 200 ml Trinkmolke im Mixer fein pürieren. Mit 1 EL Hefeflocken kurz mixen. In ein Glas gießen.

**Carbs für Zähler: 20**

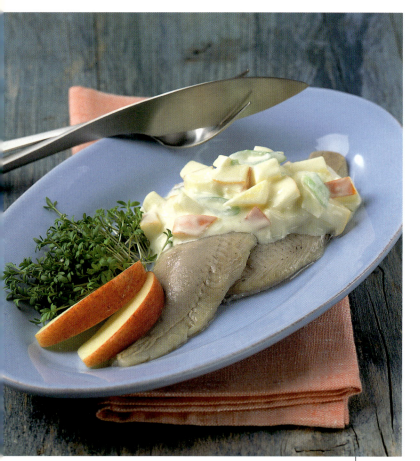

Matjes mit Apfel-Zwiebel-Dip ist eine schnelle und köstliche Form an Omega-3-Fettsäuren zu kommen, die jede Zelle verjüngen, eine gute Figur und gute Laune machen. Essen Sie zweimal die Woche Seefisch.

▶ **Kalte Küche**

## Matjes mit Apfel-Zwiebel-Dip

Für 1 Person

*1 Frühlingszwiebel*
*1 kleiner Apfel • 150 g Naturjoghurt*
*1 TL scharfer Senf • 1 EL Zitronensaft*
*Salz • schwarzer Pfeffer*
→ *1 Matjesfilet (etwa 60 g)*
*1/2 Kästchen Kresse*

Eiweiß: 20 g • Kohlenhydrate: 22 g • Fett: 25 g

**1.** Frühlingszwiebel putzen und waschen, das Weiße in kleine Würfel, das Grüne in feine Ringe schneiden. Apfel waschen, abtrocknen, entkernen, fein würfeln. Joghurt mit Senf und Zitronensaft verrühren. Frühlingszwiebel- und Apfelwürfel untermischen, salzen und pfeffern.

**2.** Matjesfilet kalt abbrausen und trockentupfen. Auf einen Teller legen, mit Apfel-Zwiebel-Dip überziehen. Kresse abschneiden, den Matjes damit garnieren.

Carbs für Zähler: 10

BEILAGE: 1 Scheibe Pumpernickel (40 g)

Carbs für Zähler: 15

▶ **Snack**

## Radieschen-Schnittlauch-Quark

Eiweiß: 17 g • Kohlenhydrate: 6 g • Fett: 1 g

6 Radieschen waschen, putzen, vierteln. 125 g Magerquark mit 1/2 Bund Schnittlauchröllchen verrühren. Leicht salzen und pfeffern. Mit den Radieschen anrichten.

Carbs für Zähler: 0

▶ **Warme Küche**

# Bohnen-Tagliatelle mit Feta

Für 1 Person

*Salz*
*120 g grüne Bohnen (frisch oder TK)*
*40 g Vollkorn-Tagliatelle*
*1 EL Olivenöl*
*2 EL Sonnenblumenkerne*
*schwarzer Pfeffer*
→ *50 g Schafkäse (Feta)*

Eiweiß: 21 g ● Kohlenhydrate: 38 g ● Fett: 30 g

**1.** In einem Topf Salzwasser aufkochen lassen. Die frischen Bohnen waschen, putzen und halbieren. Gefrorene Bohnen antauen lassen. Nudeln und Bohnen ins kochende Salzwasser geben, aufkochen lassen und beides in 10 Min. bissfest garen.

**2.** Inzwischen das Öl in einer Pfanne erhitzen, die Sonnenblumenkerne darin unter Wenden bei mittlerer Hitze in 5 Min. anrösten.

**3.** Nudeln und Bohnen in ein Sieb abgießen, abtropfen lassen, dann in die Pfanne geben und mit den Kernen vermischen. Salzen und pfeffern. Schafkäse zerbröckeln und darüber streuen.                    Carbs für Zähler: 35

**T I P P :**  Haben Sie Bohnenkraut im Garten? Dann geben Sie noch 2 Zweiglein mit ins Kochwasser von Nudeln und Bohnen!

---

**S P E Z I A L - T I P P**

AKUPRESSUR GEGEN ...

Die Chinesen machen es uns vor. Seit Jahrtausenden lindern sie Verspannungen und Stress durch Reiben und Drücken bestimmter Körperpunkte – Akupressur genannt. Diese fünf Übungen können Sie überall anwenden, um Kopfschmerzen, Unruhe oder Nervosität loszuwerden.

**... Kopfschmerzen:** Legen Sie die Fingerspitzen der Zeigefinger auf die äußeren Augenwinkel und ziehen Sie leicht schräg nach oben. Sie ertasten eine kleine Vertiefung. Mit den Kuppen der Zeigefinger geben Sie leicht Druck, wobei Sie etwa 1 Min. behutsam kreisende Bewegungen ausführen.

**... Nackenverspannungen:** Dieser Akupressurpunkt liegt im Winkel zwischen Daumen und Zeigefinger – auf Ihrem Handrücken. Ertasten Sie die Mulde in der Spitze des Dreiecks und drücken Sie diesen Punkt fest mit Daumen und Zeigefinger der anderen Hand etwa 1 Min. lang. Atmen Sie dabei tief aus. Dann Handwechsel. Achtung: Schwangere dürfen diese Übung nicht machen!

**... Aufregung und Magenschmerzen:** Der Akupressurpunkt liegt drei Finger breit von der Falte an der Innenseite ihres Handgelenks, auf einer gedachten Linie vom Mittelfinger zum Ellenbogen. Drücken Sie mit dem Daumen der rechten Hand diesen Punkt etwa 1 Minute, wobei Sie ruhig weiteratmen. Handwechsel.

**... Verstopfung:** Rechte Hand auf linke Schulter legen, so dass Sie auf die Ellenbogenfalte blicken. Drücken Sie mit dem Zeigefinger der anderen Hand den Punkt am äußeren Ende dieser Falte etwa 2 Min. lang. Der Fingernagel zeigt nach oben. Dann wechseln Sie den Arm.

**... Heißhunger:** Drücken Sie mit der Fingerkuppe des Zeigefingers den Punkt zwischen Nase und Oberlippe etwa 2 Min. lang. Weg ist der Hunger auf Schokoriegel und Co.!

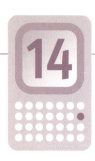

# 2. Woche

## Ist das **alles** da?

### FRISCH

*1 kleine Avocado (eine Hälfte für die Gesichtsmaske), 1 große Tomate, 1 kleiner Radicchio, 50 g Mungobohnensprossen, 6 Kirschtomaten, 150 g kleine Champignons, 1 rote Paprikaschote, 2 Frühlingszwiebeln, 1 Limette, 1 kleine Kiwi, 150 g Naturjoghurt, 100 g körniger Frischkäse, 1/4 l Milch, 120 g Putenbrustfilet, 50 g Emmentaler-Käse, Zutaten für den Salat*

### VORRAT

*Ahornsirup, Leinsamen, Gewürzgurke, Bitterschokolade, Hefeflocken, Rapsöl, Olivenöl, Rotweinessig, Meersalz, schwarzer Pfeffer, Worcestersauce, gemischte TK-Kräuter, Parboiled-Naturreis*

### SONSTIGES

*Zutaten fürs Schönheitsprogramm auf Seite 83, Thermoskanne, Zitrone, frischer Ingwer, gereiftes Sesamöl, Weizenkeime, Leinöl, Gemüsesaft, Nüsse*

## Streifen Sie die alte Haut ab

Unsere Haut erneuert sich ständig. Alte, abgestorbene Hautschüppchen bleiben an uns kleben, verstopfen die Poren. Da Sie sowieso gerade dabei sind, Altlasten abzustreifen, machen Sie bei Ihrer Haut gleich weiter. Besorgen Sie sich ein gutes Peeling und schrubben Sie sich damit unter der Dusche so richtig ab. Das fördert gleichzeitig die Durchblutung und sorgt für frische, rosige Haut. Danach ist Zeit für eine Gesichtsmaske. Kaufen Sie für Ihr Rezept eine kleine Avocado – und schon haben Sie die Hälfte übrig für Schönheit, für die Avocado-Maske von Seite 83.

## Belohnen Sie sich

Sie haben die erste Hälfte hinter sich und feiern die ersten Erfolge. Im Grunde ist das ja schon Belohnung genug – oder? Trotzdem: Legen Sie noch eine kleine Belohnung drauf. Sie steigern die Motivation. Gönnen Sie sich den Polieraufsatz für die Bohrmaschine, ein Fußball-Ticket, einen Friseurbesuch oder die schicken Schuhe, die Ihnen seit Wochen im Kopf herumgeistern.

## Dehnrunde für heute

- Auch die Oberschenkelrück- und Oberschenkelinnenseiten wollen regelmäßig gedehnt werden: In der Grätsche auf den Boden setzen. Mit geradem Rücken nach vorne in die Mitte beugen. Das zieht an der Oberschenkelinnenseite. Zur Seite Richtung linker Fuß gebeugt, spüren Sie die linke Oberschenkelrückseite. 2-mal 15–20 Sekunden. Danach die rechte Seite.
- Wenn Sie eh schon auf dem Boden sind, dann können Sie auch den ganzen Körper strecken: Auf den Rücken legen, die Arme über den Kopf nehmen und sich aus den Schultern heraus so weit es geht strecken. Auch die Beine lang machen, die Fußgelenke strecken und tief in die Bauchdecke atmen. Das zieht im ganzen Körper. 2-mal 20 Sekunden.

▶ **Frühstück**

# Avocado-Kiwi-Salat

**Für 1 Person**

*1/2 reife Avocado*
*1 kleine Kiwi*
*2 EL Limettensaft*
→ *150 g Naturjoghurt*
*1 TL Ahornsirup*
*etwas abgeriebene Limettenschale (unbehandelt)*
*1 TL geschroteter Leinsamen*

**Eiweiß: 8 g • Kohlenhydrate: 21 g • Fett: 25 g**

**1.** Die Avocado längs halbieren, vom Stein befreien, schälen und das Fruchtfleisch in Spalten schneiden. Kiwi schälen, längs halbieren und in Scheiben schneiden. Avocado und Kiwischeiben auf einem Teller dekorativ anrichten, mit dem Limettensaft beträufeln.

**2.** Den Joghurt mit dem Ahornsirup und der Limettenschale verrühren. Über die Früchte geben, mit den Leinsamen bestreuen. **Carbs für Zähler: 15**

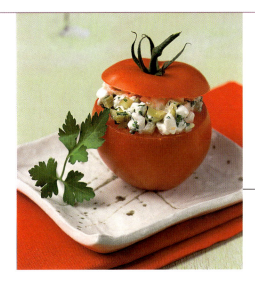

Heute treten wir gegen Jamaika an: Gefüllte Tomaten mit Kräuter. Die Koalition Rot-Weiß-Grün steht für gesund und bekommt die geschmackliche Mehrheit.

---

**GUT ZU WISSEN**

- Die zweite Hälfte der Avocado können Sie 1 Tag im Kühlschrank lagern. Stein drin lassen. Schnittflächen mit Zitronensaft beträufeln. Morgen in den Salat schnippeln.
- Für den Salat können Sie statt Radicchio zur Abwechslung auch den verwandten Chicorée nehmen.
- Die Champignons-Pfanne können Sie zum Schluss noch mit 1/2 Bund gehackter Petersilie toppen.

▶ **Snack**

# Gefüllte Tomate mit Kräutern

**Eiweiß: 14 g • Kohlenhydrate: 2 g • Fett: 3 g**

100 g körnigen Frischkäse mit 1 klein gewürfelten Gewürzgurke und 25 g gemischten TK-Kräutern vermischen, salzen und pfeffern. 1 große Tomate waschen, Deckel abschneiden und aushöhlen. Kräuter-Frischkäse einfüllen, Tomatendeckel auflegen.

**Carbs für Zähler: 0**

▶ **Drink**

# Schokomilch

**Eiweiß: 12 g • Kohlenhydrate: 19 g • Fett: 6 g**

1 Riegel Bitterschokolade (etwa 10 g) zerbröckeln, in 1/4 l Milch erhitzen, bis sie geschmolzen ist. Schokomilch mit 1 EL Hefeflocken verrühren und in ein hohes Glas gießen. **Carbs für Zähler: 15**

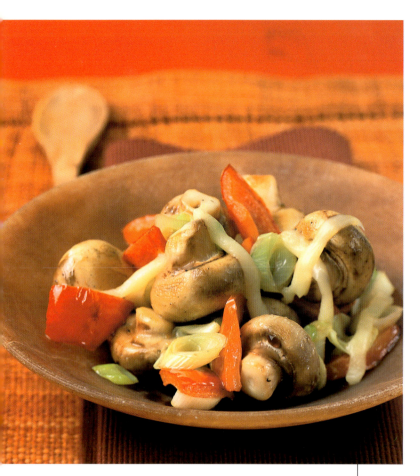

Küchen-Champions wissen: Herz und Gaumen brauchen nur wenige Ingredienzen von hoher Qualität. Probieren Sie das Champignon-Geschnetzelte. Und Sie schmecken: Ein gutes Gericht braucht nicht viele Zutaten.

▶ **Kalte Küche**

## Radicchiosalat mit Putenstreifen

Für 1 Person

*1 kleiner Radicchio*
→ *50 g Mungobohnensprossen*
*6 Kirschtomaten*
→ *120 g Putenbrustfilet*
*1 EL Rapsöl*
*2 EL Rotweinessig*
*Salz*
*schwarzer Pfeffer*

Eiweiß: 34 g • Kohlenhydrate: 9 g • Fett: 10 g

**1.** Den Radicchio waschen, vierteln und den Strunk entfernen. Die Viertel in etwa 1 cm breite Streifen schneiden. Sprossen abbrausen und abtropfen lassen. Tomaten waschen und halbieren. Einen großen Teller mit den Radicchiostreifen auslegen, Sprossen und Tomaten darauf verteilen.

**2.** Das Putenbrustfilet waschen, trockentupfen und in feine Streifen schneiden. Das Öl in einer Pfanne erhitzen, das Fleisch darin unter Wenden in 2–3 Min. braun braten. Aus der Pfanne nehmen und über dem Gemüse verteilen.

**3.** Den Bratsatz in der Pfanne mit dem Essig und 5 EL Wasser loskochen, salzen und pfeffern. Salat mit der Marinade beträufeln und mit Pfeffer übermahlen.

Carbs für Zähler: 5

▶ **Warme Küche**

# Champignons-Geschnetzeltes

Für 1 Person

→ *150 g kleine weiße Champignons*
*1 rote Paprikaschote*
*2 Frühlingszwiebeln*
→ *50 g Emmentaler-Käse*
*1 EL Olivenöl*
*Salz*
*schwarzer Pfeffer*
*2–3 Spritzer Worcestersauce*

Eiweiß: 21 g • Kohlenhydrate: 7 g • Fett: 25 g

**1.** Die Champignons putzen, mit Küchenpapier abreiben und ganz lassen. Paprikaschote waschen, halbieren, putzen und die Hälften in 2–3 cm große Stücke schneiden. Frühlingszwiebeln waschen, putzen und in feine Ringe schneiden. Käse grob reiben.

**2.** Das Öl in einer Pfanne erhitzen. Champignons darin bei starker Hitze in 5 Min. hellbraun anbraten, herausnehmen. Die Paprikastücke im übrigen Bratfett anbraten, in 5 Min. garen, dabei gelegentlich umrühren. In den letzten 2 Min. Champignons und Frühlingszwiebeln dazugeben. Mit Salz, Pfeffer und 2–3 Spritzern Worcestersauce abschmecken. Käse darüber streuen.

Carbs für Zähler: 0

**B E I L A G E :** 40 g Parboiled-Naturreis

Carbs für Zähler: 30

## NATÜRLICH SCHÖN

Sie feiern die ersten GLYX-Erfolge und fühlen sich pudelwohl. Zeit, das zu unterstützen. Verwöhnen Sie Haut und Haar mit dem Griff in die Schatzkiste der Natur. Haben Sie nicht noch $1/2$ Avocado vom Frühstück übrig? Die Haut freut sich.

### Avocado-Maske für trockene Haut

Das Fruchtfleisch von $1/2$ Avocado aus der Schale lösen und mit einer Gabel zerdrücken. 2 EL Sahne und 1 TL Zitronensaft dazumischen. Die Packung 15 Min. auf dem Gesicht lassen, mit warmem Wasser abwaschen.

### Thymian-Kompresse gegen Unreinheiten

1 EL getrockneten oder frischen Thymian in 1 Liter Wasser kurz aufkochen und den Mix 15–20 Min. ziehen lassen. Durch ein Sieb abseihen und ein dünnes Baumwolltuch (Taschentuch/Stoffserviette) in dem lauwarmen Kräuterwasser tränken. Auswringen und auf das gereinigte Gesicht legen. Wenn das Tuch ausgekühlt ist, die Kompresse abnehmen und die Haut mit einer fettfreien, aber Feuchtigkeit spendenden Lotion eincremen.

### Glanz fürs Haar – Honig-Spülung

1 TL flüssigen Honig in 75 ml lauwarmem Wasser auflösen, 1 TL Apfelessig dazugeben. Nach der Wäsche ins Haar einmassieren, kurz einwirken lassen und ausspülen.

### Minz-Tonic gegen fettiges Haar

1 Tasse Apfelessig und 2 Tassen Wasser mischen. 10 Gramm frische oder getrocknete Pfefferminzblätter dazugeben und 10 Min. bei schwacher Hitze erwärmen. Abkühlen lassen und in ein Sieb abgießen. Die Flüssigkeit auffangen, über das gewaschene Haar geben und in die Kopfhaut einmassieren. Nicht ausspülen und das Haar wie gewohnt frisieren.

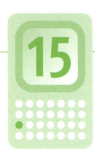

# 15

# 3. Wochenende

## Ist das **alles** da?

### FRISCH

*1 kleine Mango, 2 Limetten, 250 g weißer Spargel, 125 g Zuckerschoten, 2 Frühlingszwiebeln, 3 Kirschtomaten, 1 kleine rote Paprikaschote, Petersilie, 1/8 l Milch, 250 g Kefir, 40 g Gouda, frischer Ingwer, 200 g Tatar, 300 g rohe, geschälte Riesengarnelen (ersatzweise TK), Vollkorn-Baguette, Zutaten für den Salat*

### VORRAT

*Parboiled-Naturreis, Akazienhonig, Kokosmilch (ungesüßte), Glasnudeln, Knoblauch, Erdnuss-/Rapsöl, Hefeflocken, Fischsauce, grüne Oliven (ohne Stein), Meersalz, schwarzer Pfeffer, Sambal oelek, helle Sojasauce, Gemüsefond (Glas), Johannisbrotkernmehl, 125 g TK-Sauerkirschen*

### SONSTIGES

*GLYX-Brot-Zutaten, Thermoskanne, Zitrone, gereiftes Sesamöl, Weizenkeime, Leinsamen, Leinöl, Gemüsesaft, Nüsse*

## Und wieder mal ein Wiege-Tag

Haben Sie die Kontrollitis überwunden. Es ohne Waage bis heute durchgehalten? Wunderbar. Dann stellen Sie sich ruhig mal wieder auf Ihre Fettwaage. Jedes Prozent Fett, das Sie verlieren entspricht ein bis zwei, ja sogar bis drei Päckchen Butter (je mehr Sie wiegen, desto mehr). Ein Riesenerfolg auf dem Weg zu einem gesunden, schlanken Leben.

## Zeit für sinnliche Genüsse

Auch an diesem Wochenende investieren Sie ein bisschen mehr Zeit in Ihr leibliches & seelisches Wohl. Sie kochen mit ein paar mehr Zutaten, ein bisschen raffinierter, mit all Ihren Sinnen – und viel Liebe fürs Detail und für zwei. Heute wagen Sie sich an asiatische Schüsseln, und wenn Sie Lust haben, backen Sie Ihr erstes Brot (Spezial-Tipp Seite 87).

## Essensfreude

Wir essen, um satt zu werden. Klopft der Hunger an, mampfen wir Hamburger, Tiefkühllasagne oder Pudding. So wie man ein Auto auftankt, wenn das Benzin zur Neige geht. Schade, denn Essen ist so was Wunderbares. Im Essen steckt so viel Genuss, so viel Wohlbefinden, Lebensfreude und Gesundheit. Das können Sie spüren, wenn Sie Ihre Sinne öffnen, hinschmecken und sich bewusst machen, wie gut Ihnen Essen tut. Und ganz nebenbei sättigt es dann noch.

## Bewegungsfreude

Haben Sie bislang Ihre Power-Walkingrunde (Seite 17) noch nicht gemacht? Dann probieren Sie es heute Nachmittag aus. Sie müssen in den letzten beiden Wochen schon so viel Lust an Bewegung getankt haben, dass Sie viel leichter »Lust auf mehr« entwickeln. Und vielleicht haben Sie sich ja sogar schon Nordic-Walkingstöcke besorgt.

▶ **Frühstück**

## Kokos-Milchreis mit Mango

**Für 2 Personen**

60 g Parboiled-Naturreis
→ ¹/₈ l ungesüßte Kokosmilch (Dose)
¹/₈ l Milch • 1 Prise Salz
2 TL flüssiger Akazienhonig
1 kleine reife Mango (etwa 300 g)
1 EL Limettensaft
etwas abgeriebene Limettenschale (unbehandelt)

**Pro Portion**
Eiweiß: 5 g • Kohlenhydrate: 43 g • Fett: 15 g

**1.** Den Reis mit Kokosmilch, Milch, Salz und Honig kalt aufsetzen, zum Kochen bringen. Zugedeckt bei schwacher Hitze 10 Min. quellen lassen, öfters umrühren.

**2.** Mango schälen, Fruchtfleisch in kleine Spalten schneiden. Mit 1 EL Limettensaft und -schale unter den Reis rühren. In zwei Schalen füllen, warm oder kalt servieren.           Carbs für Zähler pro Portion: 40

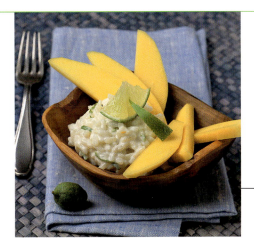

Wenn der kleine Hunger kommt: Haben Sie Milchreis schon mal mit Naturreis gemacht? Schmeckt viel nussiger – und der GLYX liegt auch um einiges niedriger.

▶ **Snack**

## Käsespießchen

**Pro Portion:**
Eiweiß: 5 g • Kohlenhydrate: 0 g • Fett: 6 g

Für 2 Personen 1 kleines Stück Gouda (etwa 40 g) in 6 etwa 1 cm große Würfel schneiden. 3 Kirschtomaten waschen und halbieren. Beides abwechselnd mit je 1 entsteinten grünen Olive auf ein Spießchen stecken.
Carbs für Zähler pro Portion: 0

▶ **Drink**

## Kirsch-Kokos-Shake

**Pro Drink**
Eiweiß: 6 g • Kohlenhydrate: 22 g • Fett: 10 g

Für 2 Drinks 125 g TK-Sauerkirschen mit dem Saft von 1 Limette, 2 TL flüssigem Akazienhonig, 2 EL Hefeflocken und 100 ml ungesüßter Kokosmilch (Dose) im Mixer pürieren. Mit 250 g Kefir aufgießen, mixen.
Carbs für Zähler: 20

### GUT ZU WISSEN

• Kokosmilch gibt's in Dosen oder im Tetrapak im Asienregal im Supermarkt zu kaufen. Reste im Kühlschrank aufbewahren (3–4 Tage) oder einfrieren.

• Verrühren Sie 1–2 EL Sojasauce mit 1 TL Sardellenpaste, falls Sie im Supermarkt keine Fischsauce für den Glasnudelsalat finden.

• Statt Spargel können Sie Brokkoli oder Romanesco für die Zuckerschoten-Garnelen-Pfanne nehmen.

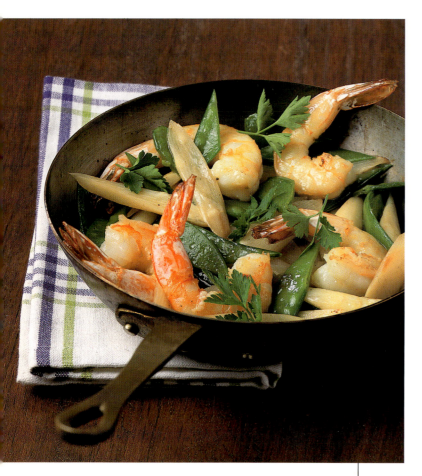

Zuckerschoten-Garnelen-Pfanne: Ein wunderbares Schlank-&-gesund-Gericht für die Spargelzeit. Und wenn er nicht Saison hat, dann darf man ausnahmsweise schon auch mal in die Tiefkühltruhe greifen.

▶ **Kalte Küche**

## Glasnudelsalat

Für 2 Personen

*50 g Glasnudeln*
*1 Stück frischer Ingwer (haselnussgroß)*
*1 Knoblauchzehe*
*2 Frühlingszwiebeln*
*1 kleine rote Paprikaschote*
*1/2 Bund Petersilie*
*1 EL Erdnuss- oder Rapsöl*
→ *200 g Tatar*
*1–2 EL Fischsauce*
*2 EL Limettensaft*
*Salz*
*1/2 TL Sambal oelek*

**Pro Portion**
Eiweiß: 23 g • Kohlenhydrate: 13 g • Fett: 8 g

**1.** Die Glasnudeln mit kochendem Wasser überbrühen und 10 Min. einweichen, dann abgießen und mit einer Schere in 3–4 cm lange Stücke schneiden.

**2.** Inzwischen Ingwer und Knoblauch schälen und fein hacken. Frühlingszwiebeln waschen, putzen und in dünne Ringe schneiden. Paprikaschote waschen, halbieren, putzen und in dünne Streifen schneiden. Petersilie waschen und trockenschütteln, die Blättchen abzupfen.

**3.** Öl erhitzen, Ingwer und Knoblauch darin kurz andünsten. Tatar zufügen, unter Rühren bei mittlerer Hitze in 5 Min. krümelig braten. Frühlingszwiebeln und Paprikastreifen untermischen und kurz andünsten. Mit Fischsauce, Limettensaft, Salz und Sambal oelek scharf würzen. Mit Glasnudeln vermischen. Petersilienblättchen darüber streuen.        Carbs für Zähler pro Portion: 10

▶ **Warme Küche**

# Zuckerschoten-Garnelen-Pfanne

Für 2 Personen

*250 g weißer Spargel (frisch oder TK)*
*125 g Zuckerschoten*
→ *300 g rohe geschälte Riesengarnelen (frisch oder TK)*
*2 EL Rapsöl*
*1 Knoblauchzehe*
*1–2 EL helle Sojasauce*
*100 ml Gemüsefond (Glas)*
*Salz • schwarzer Pfeffer*
*1 Messlöffel Johannisbrotkernmehl (pflanzliches*
*Bindemittel; Reformhaus)*

Pro Portion
Eiweiß: 45 g • Kohlenhydrate: 12 g • Fett: 13 g

1. Den Spargel waschen, schälen, die holzigen Enden abschneiden, die Stangen schräg in feine Scheiben schneiden. Zuckerschoten waschen und halbieren. Garnelen abbrausen und abtropfen lassen.

2. In einer Pfanne 1 EL Öl erhitzen. Knoblauchzehe schälen und dazupressen. Garnelen im Knoblauchöl von beiden Seiten 2 Min. braten. Aus der Pfanne nehmen und abgedeckt warm stellen.

3. Das übrige Öl in der Pfanne erhitzen, Zuckerschoten und Spargel darin 2–3 Min. dünsten. Sojasauce und Fond angießen, in 5 Min. einkochen lassen. Mit Salz und Pfeffer würzen. Bindemittel einrühren, kurz köcheln lassen. Garnelen obendrauf legen, 2–3 Min. ziehen lassen.

Carbs für Zähler: 10

BEILAGE: pro Person 2 Scheiben Vollkorn-Baguette (40 g)    Carbs für Zähler: 15

---

SPEZIAL-TIPP

### GLYX-BROT MIT WALNÜSSEN

Brotbacken? Ich, niemals! Dann probierte ich mein erstes Roggen-Sauerteigbrot. Es war ein Stein. Und dann das nächste, weil »kann ich nicht« gibt's nicht … Ein Traum! Und schließlich zog ein Backautomat bei uns ein. Denn nichts schmeckt besser, als selbst gebackenes Brot. Da steckt auch nur das drin, was ich reingebe – keine tausend Backhilfsmittel. Und ehrlich gesagt, arbeiten tut der Automat. Ganz allein und über Nacht.

**So geht's:**
**Per Hand** 350 g Weizen-Vollkornmehl, 200 g Roggen-Vollkornmehl und 150 g Roggenschrot mit 2 TL Stein- oder Meersalz mischen. 1 Würfel Hefe (42 g) mit 1 TL Honig in 5 EL lauwarmem Wasser auflösen, mit dem Mehl, $1/2$ Päckchen Natursauerteig (75 g) und 400 ml lauwarmem Wasser verkneten. Den Teig mit Mehl bestäuben und an einem warmen Ort 1 Std. gehen lassen. Dann den Teig auf bemehlter Arbeitsfläche kräftig kneten. 2 TL Rapsöl, 50 g grob gehackte Walnüsse, 50 g Leinsamen und 50 g gehackte Haselnüsse unterkneten. Zugedeckt 1 Std. gehen lassen. Den Backofen auf 200° vorheizen. Den Teig kurz durchkneten und in eine gefettete Kastenform füllen. Zugedeckt 15 Min. gehen lassen. Mit 3 EL lauwarmer Milch bestreichen und mit 1 EL Haferflocken bestreuen, im heißen Ofen (Mitte, Umluft 180°) 45 Min. backen.

**Im Backautomat:** 400 ml Wasser, 1 $1/2$ TL Stein- oder Meersalz, 2 TL Rapsöl, 200 g Weizen-Vollkornmehl, 200 g Roggen-Vollkornmehl, 100 g Roggen-Vollkornschrot, 1 TL Akazienhonig, 1 Päckchen Trockenhefe, $1/2$ Päckchen Sauerteigextrakt, 25 g Leinsamen und 75 g gehackte Nüsse in der angegebenen Reihenfolge in den Backautomaten geben. Timer programmieren und das Brot im Programm Basis/Vollkorn backen.

# 16

# 3. Wochenende

## Ist das **alles** da?

### FRISCH

*1/8 l Milch, 50 g saure Sahne, 150 g Mager-quark, 250 g Buttermilch, 1 Birne, 100 g grü-ne Weintrauben, 1 feste Banane, 1 rosa Grapefruit, 500 g Miesmuscheln, Zitronen, 1 Frühlingszwiebel, 150 g Schalotten, 2 rote Peperoni, 2 Tomaten, 1 kleine Möhre, 100 g Sauerkraut, 50 g Alfalfasprossen, 2 Kanin-chenkeulen, Vollkorn-Baguette, Zutaten für den Salat*

### VORRAT

*Haferkörner, Walnusskerne, Birnendicksaft, Akaziehonig, Weißwein, Knoblauch, schwarze Pfefferkörner, schwarzer Pfeffer, Meersalz, Olivenöl, Leinöl, Hefeflocken, grüne Berglinsen, Hühnerfond, Apfelessig,*

### SONSTIGES

*Zutaten für Wannen-Wonnen (Seite 91), Thermoskanne, Ingwer, gereiftes Sesamöl, Weizenkeime, Leinsamen, Gemüsesaft, Nüsse*

### Wach mit Brotdüften …

Wenn Sie einen Backautomaten haben, gestern Nacht die Zutaten eingefüllt haben, dann wachen Sie heute auf mit Ihrem ersten eigenen GLYX-Brot. Das dürfen Sie natürlich gleich nach Ihrem Mini-Sportprogramm genießen. Statt des Müslis. Warum nicht mit Butter (ein wunderbares Naturprodukt, das teelöffelweise bestimmt nicht auf die Hüften springt) und zwei Eiern im Glas und zwei Tomaten dazu. Ein Traum …

### Schlanker Seelenbalsam

Jeder purzelt mal in ein Stimmungstief, hat einen Durchhänger, kommt nicht in die Gänge. Trost findet sich häufig bei einer Stippvisite am heimischen Schokoladendepot. Als Launenpflaster eignet sich aber auch ein Spaziergang an der frischen Luft, ein Plausch mit einem netten Menschen oder ein herrliches Bad in der Wanne. Anleitungen Seite 91. Das streichelt Ihre Seele auf schlanke Weise.

### Gemeinsam die Beinchen heben

Gehen Sie doch heute mal wandern. Mit Freunden. Nichts öffnet die Sinne mehr, als ein Ausflug in die Natur. Erkennbar abends, da leuchten die Augen. Nichts ist gesünder für Körper, Geist und Seele. Wer seine Liebe zum Wandern entdeckt hat, findet im Internet Routen, Karten und Hüttenverzeichnisse, zum Beispiel unter diesen Internetadressen: www.fernwege.de, www.wandern-in-oesterreich.at, www.wandersite.ch oder www.wander-bares.deutschland.de.

Vielleicht kriegen Sie ja sogar Lust auf einen Wanderurlaub. Von München nach Venedig wandern, das Saarland umrunden oder in Norwegen von Fjord zu Fjord. Sie gehören zu den Menschen, die sich alleine nur schwer für einen Spaziergang begeistern können? Dann leihen Sie sich den Hund Ihres Nachbarn aus. So machen Sie beide glücklich.

▶ **Frühstück**

# Frischkornmüsli mit Trauben

**Für 2 Personen**

*4 EL Haferkörner*
*$1/8$ l Milch*
*1 Birne*
*100 g grüne Weintrauben*
*4 Walnusskerne*
*1 EL Birnendicksaft*
*2 EL saure Sahne*

**Pro Portion**
**Eiweiß: 6 g ● Kohlenhydrate: 36 g ● Fett: 6 g**

1. Den Hafer frisch zu Flocken quetschen oder mittelfein mahlen. Mit der Milch und 6 EL Wasser verrühren und 10 Min. quellen lassen.

2. Birne waschen, vierteln, entkernen und in kleine Stücke schneiden. Trauben waschen, abzupfen, halbieren und eventuell entkernen. Nüsse hacken. Birnen, Trauben, Nüsse und Dicksaft unter den Brei mischen, auf zwei Teller verteilen. Saure Sahne obendrauf geben.
   Carbs für Zähler pro Portion: 35

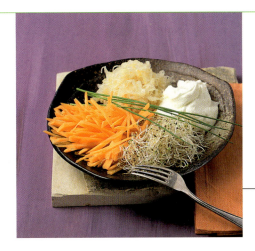

Rohkost mit Quark-Dressing. So gesund kann Snacken sein: Möhren, Sauerkraut und Sprossen mit Leinöl-Quark – ein Jungbrunnen für jede Körperzelle.

▶ **Snack**

# Rohkost mit Quark-Dressing

**Pro Portion**
**Eiweiß: 12 g ● Kohlenhydrate: 8 g ● Fett: 3 g**

Für 2 Personen 1 kleine Möhre schälen, raspeln. Mit 100 g Sauerkraut und 50 g Alfalfasprossen anrichten. 1 EL Apfelessig mit 150 g Magerquark, je 1 TL Oliven- und Leinöl, Salz und Pfeffer verrühren. Zur Rohkost servieren.          Carbs für Zähler pro Portion: 0

▶ **Drink**

# Grapefruit-Bananen-Mix

**Pro Drink**
**Eiweiß: 7 g Kohlenhydrate: 27 g Fett: 1 g**

Für 2 Drinks 1 feste Banane schälen, zerkleinern. Mit 1 EL Zitronensaft, Saft von 1 rosa Grapefruit und 2 TL Akazienhonig pürieren. 2 EL Hefeflocken zufügen, mit 250 g Buttermilch auffüllen, kurz mixen. In zwei Gläser gießen.          Carbs für Zähler pro Portion: 20

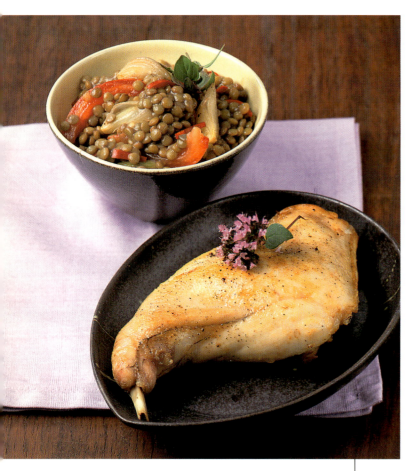

Geschmorte Kaninchenkeulen mit Linsen: Ein GLYX-Rezept für Genießer, warum nicht für vier? Am besten nach dem Wandern. Da freut man sich besonders auf etwas aus dem Schmortopf.

▶ **Kalte Küche**

## Muscheln mit Chili-Vinaigrette

**Für 2 Personen**

→ *500 g große Miesmuscheln*
*1/8 l trockener Weißwein*
*4 schwarze Pfefferkörner • Salz*
*1–2 EL Zitronensaft*
*schwarzer Pfeffer*
*2 EL Olivenöl*
*1 Frühlingszwiebel*
*1 Schalotte*
*1 kleine rote Peperoni*

**Pro Portion**
Eiweiß: 5 g • Kohlenhydrate: 3 g • Fett: 9 g

**1.** Die Muscheln gründlich waschen, geöffnete wegwerfen. Wein mit Pfefferkörnern und Salz aufkochen lassen. Muscheln darin zugedeckt bei mittlerer Hitze 5 Min. kochen lassen, bis sie geöffnet sind. Dann mit einer Schaumkelle herausheben, leere Schalenhälften abbrechen und gefüllte Schalen auf einen Teller setzen.

**2.** Den Muschelsud bei starker Hitze in 5 Min. auf die Hälfte einkochen lassen, durch ein Sieb abgießen. Mit dem Zitronensaft, Salz, Pfeffer und Olivenöl verquirlen.

**3.** Frühlingszwiebel waschen und putzen, Schalotte pellen, Peperoni putzen und entkernen. Frühlingszwiebel, Schalotte und Peperoni in sehr kleine Würfel schneiden, unter die Vinaigrette mischen und diese über die Muscheln verteilen.

Carbs für Zähler pro Portion: 0

**BEILAGE:** 50 g Vollkorn-Baguette pro Person
Carbs für Zähler: 20

▶ **Warme Küche**

# Kaninchenkeulen mit Linsen

Für 2 Personen

→ *2 Kaninchenkeulen (à etwa 200 g)*
*Salz • schwarzer Pfeffer*
*100 g Schalotten*
*2 Knoblauchzehen*
*1 rote Peperoni*
*1 EL Olivenöl*
*400 ml Hühnerfond*
→ *100 g grüne Berglinsen*
*2 Tomaten*

**Pro Portion**
Eiweiß: 48 g • Kohlenhydrate: 31 g • Fett: 17 g

1. Kaninchenkeulen waschen und trockentupfen, salzen und pfeffern. Schalotten schälen und in Spalten schneiden. Knoblauch schälen und zerdrücken. Peperoni waschen, putzen, halbieren, entkernen und in feine Halbringe schneiden.

2. Das Öl in einem Schmortopf erhitzen. Fleisch darin von allen Seiten in 10 Min. braun anbraten. Herausnehmen und warm halten. Schalotten und Knoblauch im Bratfett unter Rühren hellbraun dünsten. Den Fond angießen, Peperoni und Linsen unterrühren. Keulen dazugeben, alles zugedeckt bei mittlerer Hitze 40 Min. schmoren lassen. Keulen zwischendurch zweimal wenden. 5 Min. vor dem Ende der Garzeit die Tomaten waschen, achteln und zufügen, salzen und pfeffern.

Carbs für Zähler pro Portion: 30

SPEZIAL-TIPP

## ENTSPANNUNGSWANNE

Sie haben einen stressigen Tag hinter sich, sehnen sich nach Wärme und Entspannung? Dann zünden Sie sich im Badezimmer ein paar Kerzen an und setzen sich in eines unserer Entspannungsbäder. Relax!

**Belebt: Orangen-Rosmarin-Bad**
2 Tassen Milchpulver, 1 EL getrocknete Orangenschale und 1 EL getrockneten Rosmarin miteinander vermischen. Zum Schluss 15 Tropfen ätherisches Bergamotteöl dazugeben. Für ein Vollbad 8 EL von der Mischung ins warme Wasser geben und verrühren. Badedauer: 20 Min. Die restliche Mischung in einem Behälter kühl und trocken aufbewahren. Die Zutaten gibt's in der Apotheke oder im Reformhaus.

**Bad für sanfte Stimmung**
3 EL flüssigen Honig, $\frac{1}{2}$ Becher Sahne und 6 EL ätherisches Blütenöl Ihrer Wahl miteinander verrühren und in die 38° C warme Wanne geben. Entspannen Sie etwa 20 Min., vielleicht mit Ihrer Lieblingsmusik im Hintergrund. So streifen Sie Stress ab und entsteigen der Badewanne mit kleopatraweicher Haut.

**Sinnliches Wohlfühlbad**
Mischen Sie 3 Tropfen Sandelholzöl, 2 Tropfen Ylang-Ylang-Öl, 2 Tropfen Orangenöl und 1 Tropfen Jasminöl mit 3 EL Sahne, Milch oder Honig. Ins rund 37° C warme Badewasser geben und 20 Min. darin baden.

**Wärmendes Gewürz-Bad**
8 EL Backpulver, 2 EL Zucker, 1 TL Zimtpulver, $\frac{1}{2}$ TL Ingwerpulver und $\frac{1}{4}$ TL gemahlene Gewürznelken gut mischen. 2 EL davon in das warme Badewasser geben und 10–15 Min. darin baden. Die restliche Mischung in einem trockenen Behälter aufbewahren.

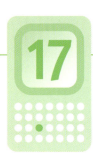

# 3. Woche

## Ist das **alles** da?

### FRISCH

*100 g körniger Frischkäse, 100 g Dickmilch, 400 ml Kefir, 1 kleiner Apfel, 1 Zitrone, Basilikum, Schnittlauch, 3 Riesenchampignons, 1 Tomate, 1 kleine rote Paprikaschote, 200 g Chinakohl, 1 Hand voll Feldsalat, 1 Räuchermakrelenfilet, Zutaten für den Salat*

### VORRAT

*Akazienhonig, gemahlene Vanille, 100 g gehackte Tomaten (Dose), Aceto balsamico, Weißweinessig, Olivenöl, Rapsöl, Leinöl, Meersalz, schwarzer Pfeffer, edelsüßes Paprikapulver, Gemüsebrühe, Trockenfrüchte (z. B. Aprikosen, Pflaumen, Äpfel), Hefeflocken, Pinienkerne, Bulgur, Pumpernickel*

### SONSTIGES

*Thermoskanne, frischer Ingwer, gereiftes Sesamöl, Weizenkeime, Leinsamen, Gemüsesaft, Nüsse*

### Die Würze des Lebens

Haben Sie auch im Küchenregal stehen: Curry- und Zimtpulver, Fenchel, Vanille ... Experimentieren Sie damit. Oft! Gewürze schmeicheln dem Gaumen, der Seele und der Gesundheit. Zimt zum Beispiel gehört unbedingt zur GLYX-Philosophie. Er senkt den Insulinspiegel und wird inzwischen als wirkungsvolles Medikament gegen Diabetes verabreicht. Beugen Sie selbst schon mal vor. Eine Prise Zimtpulver im Müsli, auf Ihrem Milchkaffee, im Apfelmus, im Fitnessdrink oder im orientalisch angehauchten Gemüse- oder Fleischgericht senkt das Insulin, macht glücklich und schürt warme Gedanken.

Kalt geht's zu mit unserem Tipp auf Seite 95. Da geht's ums Einfrieren. Eine wunderbare Methode für Zeitlose. Auf Vorrat kochen, was einem schmeckt – dann auftauen, wenn man keine Zeit zum Kochen hat. Viel besser als jede Dose.

### Powertraining für Parkplatzsucher

Auch diese Woche starten sie mit »Extra-Bewegungseinheiten«. Egal, wohin Sie heute, morgen, übermorgen fahren, parken Sie weiter weg. Den Zehn-Minuten-Marsch zur Arbeit dürfen Sie nach Feierabend auch wieder zurückflitzen – so kommen Sie um einiges weniger gestresst zu Hause an. Sie haben kein Auto? Dann steigen Sie doch eine Station früher aus dem Bus. Oder, noch besser: Sie holen gleich das Fahrrad aus dem Keller.

### Flaschen-Hanteln

Diese Woche beschäftigen Sie sich natürlich auch ein wenig mit Muskeltraining – freilich ganz nebenbei. Nehmen Sie eine volle Wasserflasche in jede Hand. Arme seitlich ausstrecken. Kleine Kreise drehen, langsam größer und wieder kleiner werden lassen. Insgesamt 60-90 Sekunden. Kurze Pause, 2-mal. Das machen Sie jetzt immer, wenn Sie Flaschen sehen.

▶ **Frühstück**

## Apfel-Pumpernickel

**Für 1 Person**

→ *100 g körniger Frischkäse*
*1 TL flüssiger Akazienhonig*
*$1/4$ TL gemahlene Vanille*
*1 kleiner Apfel*
*1 Scheibe Pumpernickel (etwa 40 g)*

Eiweiß: 16 g ● Kohlenhydrate: 33 g ● Fett: 5 g

**1.** Den Frischkäse mit Honig und Vanille verrühren.
Den Apfel waschen, abtrocknen, vierteln, vom Kerngehäuse befreien und in schmale Spalten schneiden.

**2.** Den Pumpernickel üppig mit dem Frischkäse
bestreichen. Mit Apfelspalten belegen. Die übrigen
Apfelspalten dazuessen.  Carbs für Zähler: 30

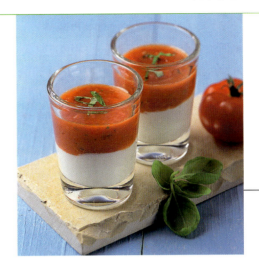

Sieht fantastisch aus,
und ist GLYX-gesund:
Tomaten-Dickmilch. Dass
Dosentomaten wärmebe-
handelt sind, hat sogar
einen Vorteil: Ihr Lykopin
ist aktiv, beugt Krebs vor.

---

### GUT ZU WISSEN

● Auch mit anderen Früchten à la saison können Sie in
den Tag starten – im Sommer mit Pfirsich-, Nektari-
nenspalten oder Erdbeerscheiben, im Winter mit Man-
darinen- oder Orangenspalten.

● Die Champignons für das Carpaccio erst im Büro aufschneiden, sonst werden sie dunkel. Tomate, Feldsalat und Marinade vorbereiten und in Frischhaltedosen
extra verpacken.

● Für eine herzhafte Suppenvariante Sauerkraut statt
Chinakohl nehmen. Wer mag, kann noch 100 g kleine
gewürfelte Kartoffeln mitkochen, sollte dann aber auf
das Brot als Beilage verzichten.

---

▶ **Snack**

## Tomaten-Dickmilch

Eiweiß: 4 g ● Kohlenhydrate: 7 g ● Fett: 6 g

100 g Dickmilch verrühren und in ein Becherglas füllen.
100 g gehackte Tomaten (Dose) mit 3 Basilikumblättern,
$1/2$ TL Aceto balsamico, 1 TL Leinöl, Salz und Pfeffer
pürieren. Auf die Dickmilch schichten.

Carbs für Zähler: 0

▶ **Drink**

## Dörrobst-Energy-Drink

Eiweiß: 9 g ● Kohlenhydrate: 23 g ● Fett: 1 g

30 g getrocknete Früchte (z.B. Aprikosen, Pflaumen,
Apfel) klein schneiden, mit $1/8$ l warmem Wasser übergießen und 15 Min. einweichen. Früchte samt Wasser im
Mixer pürieren. Mit 150 g Kefir und 1 EL Hefeflocken
kurz mixen.  Carbs für Zähler: 20

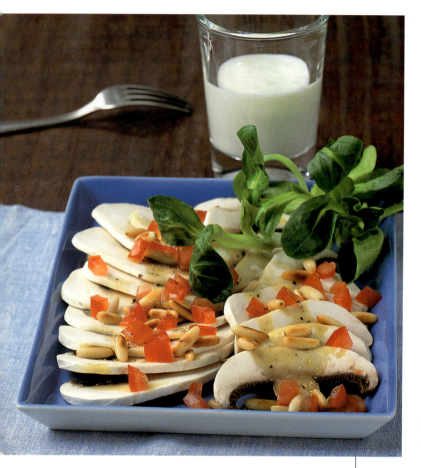

Weiß-Rot-Grün – steht für Gesundheitsre-
form: Das Champignon-Carpaccio mit Tomate
und Feldsalat liefert Eiweiß, Vitamin C und
Beta-Carotin fürs Immunsystem, Kalium und
Folsäure fürs Herz und Eisen fürs Blut.

▶ **Kalte Küche**

## Champignon-Carpaccio

Für 1 Person

→ *3 Riesenchampignons (etwa 150 g)*
*1 Tomate*
*1 Hand voll Feldsalat*
*1 EL Zitronensaft*
*1 EL Weißweinessig*
*Salz*
*schwarzer Pfeffer*
*1 EL Olivenöl*
*1 TL Leinöl*
*2 TL Pinienkerne*
→ *250 g Kefir*

Eiweiß: 14 g ● Kohlenhydrate: 13 g ● Fett: 17 g

**1.** Die Champignons abreiben, putzen und längs in
dünne Scheiben schneiden. Überlappend auf einen Teller legen. Tomate waschen, vierteln, entkernen, klein
würfeln und darauf veteilen. Feldsalat waschen, putzen
und verlesen, als Büschel in die Mitte des Tellers setzen.

**2.** Für die Marinade den Zitronensaft mit Essig, Salz,
Pfeffer, Oliven- und Leinöl verquirlen, darüber träufeln
und mit den Pinienkernen bestreuen. Kefir dazutrinken.

Carbs für Zähler: 0

**BEILAGE:** 1 1/2 Scheiben Pumpernickel (60 g)

Carbs für Zähler: 20

**TIPP:** Pinienkerne in einer kleinen beschichteten
Pfanne ohne Fett goldbraun anrösten – sie schmecken
dann noch aromatischer.

▶ Warme Küche

# Chinakohlsuppe mit Räuchermakrele

Für 1 Person

1 kleine rote Paprikaschote
$^1/_2$ kleiner Chinakohl (etwa 200 g)
1 EL Rapsöl
$^1/_2$ TL edelsüßes Paprikapulver
300 ml Gemüsebrühe
Salz • schwarzer Pfeffer
→ 1 Räuchermakrelenfilet (etwa 150 g)
$^1/_4$ Bund Schnittlauch

Eiweiß: 36 g • Kohlenhydrate: 6 g • Fett: 18 g

1. Die Paprikaschote waschen, vierteln, putzen und in feine Streifen schneiden. Chinakohl waschen, halbieren, vom Strunk befreien, ebenfalls in Streifen schneiden.

2. Das Öl in einem Topf erhitzen. Paprika- und Chinakohlstreifen darin 3 Min. dünsten. Mit dem Paprikapulver bestäuben, kurz anschwitzen. Brühe angießen, aufkochen und zugedeckt bei mittlerer Hitze 10 Min. köcheln lassen. Mit Salz und Pfeffer würzen.

3. Makrelenfilet enthäuten, in mundgerechte Stücke schneiden und auf einen vorgewärmten Suppenteller geben. Die Suppe darüber schöpfen. Schnittlauch waschen, trockenschütteln, in feine Röllchen schneiden und darüber streuen. Carbs für Zähler: 0

VARIANTE: Wer will, kann 30 g Bulgur zum Schluss dazugeben und 10 Min. mitköcheln lassen. Carbs für Zähler: 20

SPEZIAL-TIPP

## KALTER VORRAT

Besitzer einer Tiefkühltruhe oder eines Gefrierschranks können sich bequem kleine Vorrats-Schätze anlegen, die sie hervorzaubern, wenn die Zeit mal eng bemessen ist.

• Sie haben im Vier-Wochen-Plan ein Rezept gefunden, das Sie besonders lecker fanden. Dann kochen Sie sich doch die drei- oder vierfache Menge und frieren Sie das Gericht portionsweise ein. Den Gefrierbeutel holen Sie am Abend vorher aus dem Eis und lassen den Inhalt über Nacht im Kühlschrank auftauen.

• Sie haben heute Zeit? Dann kaufen Sie doch mal getrocknete Hülsenfrüchte, nicht die aus der Dose. Sie schmecken aromatischer. Garen Sie die Hülsenfrüchte nach Packungsanleitung vor, und frieren Sie sie portionsweise ein. Bei Bedarf auftauen.

• Wenn Sie frische Beeren im Garten haben, oder Ihr Nachbar Ihnen einen Eimer voll schenkt: super. Waschen, putzen, auf einem Tablett vorgefrieren, dann in Gefrierdosen abfüllen. So haben Sie das ganze Jahr Beerensaison – aus regionalem Anbau.

• Backen Sie 15–20 GLYX-Brötchen (Teig von Seite 87, einfach zu Brötchen formen). Frieren Sie nach dem Frühstück den Rest ein. Bei Bedarf auf dem Toaster oder im Backofen aufbacken. Funktioniert auch mit frisch gebackenem Brot. Ausgekühlt in Scheiben schneiden und einfrieren. Im Toaster auftauen.

• Langzeit-Pesto: Sie haben die Bärlauch-Saison voll und ganz ausgekostet und viel Pesto gemacht? Frieren Sie es einfach ein. Entweder im Eiswürfelbereiter oder in kleinen Gefrierdosen, so dass Sie immer nur die Menge entnehmen können, die Sie gerade brauchen. (Kräuter-Einfriertipp Seite 127).

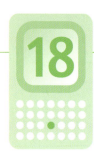

# 3. Woche

## Ist das **alles** da?

### FRISCH

*50 g Linsen- oder Weizensprossen, 125 g Beeren (ersatzweise TK), 1 Nektarine (ersatzweise 120 g Mango), 1 unbehandelte Zitrone, 4 kleine Tomaten, 200 g Chinakohl, 1 kleine Möhre, Basilikum, Schnittlauch, 250 g Naturjoghurt, 3 EL Milch, 30 g Mozzarella, 150 g Kefir, 1 EL Crème fraîche, 100 g körniger Frischkäse, 120 g Hähnchenbrust-Aufschnitt, Zutaten für den Salat*

### VORRAT

*Ahornsirup, gemahlene Vanille, Olivenöl, Leinöl, Meersalz, Pfeffer, Knoblauch, Zwiebel, Muskatnuss, Mandelmus, Senf, Weißweinessig, Gemüsebrühe, Tagliatelle, Haferflocken, Hefeflocken, 200 g TK-Spinat*

### SONSTIGES

*Zutaten fürs Sprossenziehen, Frischhaltebox, Thermoskanne, frischer Ingwer, gereiftes Sesamöl, Weizenkeime, Leinsamen, Gemüsesaft, Nüsse*

### Ein Wort zum Schlaf

Wünscht sich jeder: Abnehmen im Schlaf. Es funktioniert tatsächlich. Eine US-Studie mit 18 000 Teilnehmern fand heraus: Wer weniger als sechs Stunden schläft, erhöht sein Risiko für Übergewicht um bis zu 70 Prozent. Und wie so oft, liegt es mal wieder an den Hormonen. Schlafentzug hemmt den Leptinspiegel und die Menge an Ghrelin steigt an. Die beiden Hormone kämpfen um unseren Appetit: Leptin macht satt, Ghrelin macht hungrig. Wer also zu wenig schläft, lenkt seinen Stoffwechsel hin zu mehr essen und mehr Fett speichern. Die ideale Schlank-Schlaf-Dosis liegt zwischen sieben und neun Stunden. Sind Sie in der Tiefschlafphase angelangt, tritt zusätzlich Hormon Nummer drei, das Wachstumshormon, auf den Plan. Es verbrennt Fett und baut Muskeln auf. Locken Sie es, indem Sie abends auf Kohlenhydrate verzichten. Bei Einschlafproblemen helfen ein paar einfache Tricks:

- Immer zur gleichen Zeit ins Bett gehen und aufstehen.
- Ein Abendspaziergang, z. B. die Runde um den Block.
- Ihre tägliche Ration Ausdauersport.
- Wenig Alkohol.
- Innere Ruhe durch Meditation – Anleitung Seite 111.
- Ein Tee aus Melisse, Orangenblüten und Baldrian.

Ach ja, während Sie schlafen, keimt ein anderer Fatburner im Glas: Sprossen (siehe Spezial-Tipp Seite 99).

### Der Rücken braucht Kraft

Beine hüftbreit hinstellen, geraden Oberkörper nach vorne beugen (90 Grad). Hände neben die Ohren nehmen, Ellenbogen zeigen seitwärts. Abwechselnd einen Arm langsam nach vorne am Kopf vorbei strecken und langsam wieder zurückführen. 20-mal. Pause. 3-mal.

- Bauchlage, Po anspannen. Körper unter Spannung halten. Hände an die Ohren, Ellenbogen zeigen seitwärts. Abwechselnd Arme langsam nach vorne strecken und wieder zurück. 20-mal, Pause, 3-mal wiederholen.

▶ **Frühstück**

## Sprossen-Beeren-Müsli

Für 1 Person

→ *50 g Linsen- oder Weizensprossen (selbst gezogen oder aus dem Kühlregal)*
*125 g beliebige Beeren (frisch oder TK)*
→ *150 g Naturjoghurt*
*3 EL Milch • 1 TL Ahornsirup*
*1/4 TL gemahlene Vanille*
*1 EL Hafer-Vollkornflocken*

Eiweiß: 11 g • Kohlenhydrate: 36 g • Fett: 8 g

**1.** Die Sprossen abbrausen und abtropfen lassen. Die frischen Beeren vorsichtig waschen, trockentupfen und verlesen. Tiefgekühlte Beeren auftauen und abtropfen lassen. Sprossen und Beeren in einer Schüssel mischen.

**2.** Joghurt mit Milch, Ahornsirup und Vanille verrühren, auf der Sprossen-Beeren-Mischung verteilen. Mit Flocken bestreuen. Carbs für Zähler: 30

### GUT ZU WISSEN

● Im Spätsommer und Herbst gehören Apfel oder Birne, im Winter Orangen oder Mandarinen ins Müsli.

● Cole-Slaw stammt aus Amerika und wird mit Weißkohl zubereitet. Probieren Sie den Salat aus Kohl mal mit zartem Spitzkohl oder Jaroma-Kohl, ein flacher, runder Weißkohl mit zarten Blättern. Er schmeckt mild, leicht süßlich. In gut sortierten Supermärkten.

● Wer es kräftiger mag, kann statt körnigen Frischkäse auch Feta unter die Spinatsauce mischen.

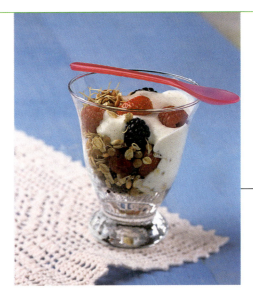

Brainfood pur: Sprossen, Beeren und Müsli, mehr braucht Intelligenz nicht. Der Beweis: Auf diese Mischung muss man erst mal kommen! Wer's nicht glaubt, ausprobieren.

▶ **Snack**

## Kleiner Tomaten-Salat

Eiweiß: 7 g • Kohlenhydrate: 2 g • Fett: 13 g

4 kleine Tomaten waschen und vierteln. 30 g Mozzarella grob würfeln. Mit 2 TL Olivenöl und 1 TL Leinöl mischen, salzen und pfeffern. 4 grob zerpflückte Basilikumblätter unterheben. Carbs für Zähler: 0

▶ **Drink**

## Nektarinen-Mandel-Drink

Eiweiß: 9 g • Kohlenhydrate: 28 g • Fett: 4 g

1 kleine reife Nektarine (ersatzweise 120 g Mango) waschen und klein schneiden. Mit 1 TL Mandelmus und 1 TL Zitronensaft fein pürieren. Mit 150 g Kefir, 1 TL Ahornsirup und 1 EL Hefeflocken kurz mixen.

Carbs für Zähler: 25

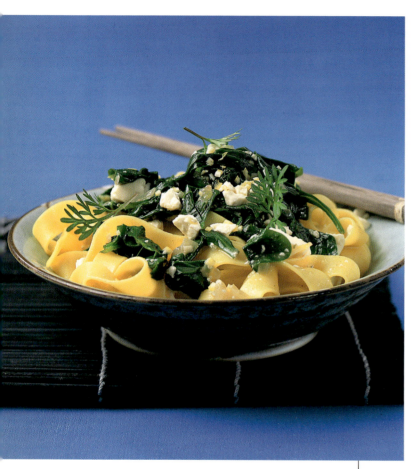

Spinat liefert viel Folsäure und Magnesium. Er vertreibt Frühjahrsmüdigkeit, Nervosität und schärft die Konzentration – und gemeinsam mit Frischkäse macht er die Pasta zum Vergnügen für den Gaumen.

▶ **Kalte Küche**
## China-Cole-Slaw

Für 1 Person

*200 g Chinakohl (vom Vortag!)*
*1 kleine Möhre*
*1 EL Crème fraîche*
→ *100 g Naturjoghurt*
*$^1/_2$ TL scharfer Senf*
*Salz*
*schwarzer Pfeffer*
*1 EL Weißweinessig*
*$^1/_2$ Bund Schnittlauch*
→ *120 g gegarter Hähnchenbrust-Aufschnitt*

Eiweiß: 35 g ● Kohlenhydrate: 10 g ● Fett: 11 g

**1.** Den Chinakohl waschen, putzen und in sehr feine Streifen schneiden. Die Möhre putzen, schälen und fein raspeln.

**2.** Für das Dressing Crème fraîche mit Joghurt, Senf, Salz, Pfeffer und Essig verrühren. Mit Chinakohlstreifen und Möhrenraspeln mischen.

**3.** Den Schnittlauch waschen, trockenschütteln, in feine Röllchen schneiden und unter den Salat mischen. Mit Salz und Pfeffer abschmecken. Den Hähnchenbrust-Aufschnitt dazu servieren.           Carbs für Zähler: 0

▶ **Warme Küche**

# Spinat-Nudeln mit Frischkäse

Für 1 Person

*200 g TK-Spinat*
*1 kleine Zwiebel*
*1 Knoblauchzehe*
*1 EL Olivenöl*
*75 ml Gemüsebrühe*
*50 g Tagliatelle*
*Salz*
→ *100 g körniger Frischkäse*
*schwarzer Pfeffer*
*Muskatnuss, frisch gerieben*
*etwas abgeriebene Zitronenschale (unbehandelt)*

Eiweiß: 25 g ● Kohlenhydrate: 42 g ● Fett: 14 g

1. Den Spinat antauen lassen. Zwiebel und Knoblauch schälen und fein würfeln. Öl erhitzen, Zwiebel und Knoblauch darin glasig dünsten. Spinat dazugeben, Brühe angießen und zugedeckt bei mittlerer Hitze 7–8 Min. dünsten, ab und zu umrühren.

2. Inzwischen die Nudeln in reichlich kochendem Salzwasser nach Packungsangabe bissfest garen.

3. Den Frischkäse unter den Spinat mischen, alles weitere 5 Min. köcheln lassen. Mit Salz, Pfeffer, Muskat und Zitronenschale abschmecken. Nudeln abgießen, kurz abtropfen lassen und mit der Spinatsauce anrichten.

Carbs für Zähler: 35

T I P P :   Spinat gibt es in Mini-Portionen eingefroren – ideal, wenn man nur eine kleine Menge braucht.

SPEZIAL-TIPP

## SPROSSEN ZIEHEN

Lust auf frische Sprossen? Dann verwandeln Sie einen Teil Ihres Vorrats an Getreide, Hülsenfrüchten und Ölsamen in Sprossen. Genießen Sie Eiweiß- und Vitaminpower pur in Suppe, Salat, Müsli, Wok- oder Eiergericht. Dickes Plus: Der Keimprozess reduziert den Fettgehalt der Samen, gleichzeitig erhöht sich der Eiweißanteil.

**Und so geht's:**
1. Verlesen Sie die Samen und waschen Sie sie sorgfältig. Geben Sie die saubere Saat in ein steriles Einmachglas, bedecken Sie die Saat mit lauwarmem Wasser und lassen Sie sie bis zu 12 Std. einweichen. Achtung: Das Glas muss das siebenfache Volumen der Samen haben – die Keime breiten sich nämlich ziemlich stark aus.

2. Geben Sie die Körner in ein Sieb und spülen Sie sie noch mal gründlich durch. Abgetropft ohne Wasser ins gesäuberte Einmachglas zurückgeben.

3. Spannen Sie über der Glasöffnung ein Stück luftdurchlässigen Stoff (Gaze oder Tüll) und fixieren Sie ihn mit einem Gummiband. Jetzt lassen Sie die Saat ein paar Tage in einem luftigen Raum bei 18–22° (Achtung: keine direkte Sonneneinstrahlung) keimen. Damit sich kein Schimmel bildet, spülen Sie die Samen 2–3-mal täglich mit lauwarmem Wasser ab.

4. Sind die Keimlinge reif? Einmal gründlich abbrausen. Nach Belieben Samenschale entfernen oder mitessen (sie liefert wertvolle Ballaststoffe!!). Abgedeckt halten sich die Sprossen im Kühlschrank etwa 1 Woche.

Diese Samen eignen sich: Alfalfa, Azukibohnen, Buchweizen, Erbsen, Sojabohnen, Gerste, Hafer, Kichererbse, Kresse, Kürbiskerne, Leinsamen, Linsen, Mungobohnen, Roggen, Sesam, Sonnenblumenkerne, Weizen.

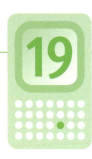
# 3. Woche

## Ist das **alles** da?

### FRISCH

*250 g Magerquark, 125 g Buttermilch, 1 Zitrone, 1 kleiner Apfel, 1 Minigurke, 3–4 Blätter Kopfsalat, 1 kleine rote Paprikaschote, 2 Frühlingszwiebeln, 100 g Mungobohnensprossen, Vollkornbrot, 1 kleines Ei, 100 g Räucherlachs (Aufschnitt), 120 g fester Tofu, Vollkorn-Baguette, Zutaten für den Salat*

### VORRAT

*Erdnussmus, Meersalz, Cayennepfeffer, Zimtpulver, getrocknete Softpflaumen, Apfelsaft (ungesüßt), 1 Vanilleschote, Weizen-Vollkornmehl (fein), Rapsöl, Sesamöl, geriebener Meerrettich (Glas), Sojasauce, Hefeflocken, Sambal oelek*

### SONSTIGES

*Frischhaltefolie, Frischhaltebox, Thermoskanne, frischer Ingwer, gereiftes Sesamöl, Weizenkeime, Leinsamen, Leinöl, Gemüsesaft, Nüsse*

## Ein Wort zu Vitamin C

Vitamin C spielt eine große Rolle bei der Fettverbrennung. Dicke Menschen leiden häufig unter Vitamin-C-Mangel. Kann man leicht ausgleichen mit Ascorbinsäurepulver aus der Apotheke. Oder mit Sanddorn. Die orangefarbenen Beeren enthalten 10-mal mehr Vitamin C als eine Zitrone: 450 mg pro 100 g. Darüber hinaus fangen Beta-Carotin und Vitamin E freie Radikale, die unsere Zellen angreifen. Sekundäre Pflanzenstoffe (siehe Spezial-Tipp Seite 131), wie Phytosterine und biogene Amine regulieren den Cholesterinspiegel. Zusammen mit den Polyphenolen schützen die beiden vor Herz- und Gefäßkrankheiten. Überzeugt? Dann geben Sie statt Zitrone ruhig mal 2 TL Sanddornmuttersaft (Reformhaus) in Ihr stündliches Glas Wasser.

## Clever sündigen

Das kennen Sie: Überall stehen Sachen, die rufen »Nimm doch ein bisschen, ist eh langweilig gerade!«. Dann haben Sie die Wahl: Gummibärchen oder Nüsse. Gut, Nüsse haben viel Fett und bestimmt mehr Kalorien als die Bärchen, aber sie sind gut fürs Gehirn, sie sind gesund, sie enthalten viel Zink. Deswegen isst man besser die Hand voll Nüsse. Natürlich könnte man auch ein Glas Mineralwasser trinken, ein Stück Apfel essen. Aber da bleibt der Genuss auf der Strecke. Gucken Sie sich vorne die Alternativen an – und lassen Sie immer mal wieder die Lust mitentscheiden.

## Fröhliches Power-Shopping

Wissen Sie, wie Moppel-Ich Susanne Fröhlich sich fit hält, wenn Sie unterwegs ist? »Ich mache eine Art Shopping-Bummel ohne in die Geschäfte zu gehen. So ein schnelles Schaufenster-Vorbeizischen und gucke, wo ich später vielleicht noch intensiver hingehen muss. Ein bisschen flott natürlich, nicht so ein Getrottel.« Tun Sie das heute in Ihrer Mittagspause.

▶ **Frühstück**

## Erdnuss-Gurken-Brot

Für 1 Person

→ *50 g Magerquark*
*1 TL Erdnussmus (Reformhaus)*
*1 TL Zitronensaft*
*Salz*
*1 Prise Cayennepfeffer*
*1 Minigurke (etwa 100 g)*
*1 Scheibe Vollkornbrot (etwa 50 g)*

Eiweiß: 12 g ● Kohlenhydrate: 24 g ● Fett: 4 g

1. Den Quark mit dem Erdnussmus cremig verrühren, mit Zitronensaft, Salz und Cayennepfeffer würzen. Die Gurke schälen und in Scheiben schneiden.

2. Brot mit der Erdnusscreme bestreichen und mit den Gurkenscheiben schuppenartig belegen, leicht salzen.

Carbs für Zähler: 20

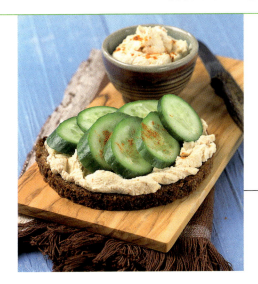

Trauen Sie sich, probieren Sie ruhig auch mal was Ungewöhnliches aus. Unser Erdnuss-Gurken-Brot, das mit seinen B-Vitaminen das Graue aus dem Alltag würzt.

### GUT ZU WISSEN

● Wer mehr Zeit hat, kann statt Erdnussmus geschälte, ungesalzene Erdnüsse nehmen, in einer Pfanne rösten, mahlen und unter den Quark mischen.

● Am besten gleich die vierfache Menge Pfannkuchen auf Vorrat backen und einfrieren. Sie sind der ideale Mittagspausen-Imbiss fürs Büro.

● Wer eine fleischige Wok-Variante bevorzugt, nimmt statt Tofu 1 kleines Hähnchenbrustfilet: Würfeln, im Öl 3–4 Min. anbraten. Zum Schluss unterheben.

▶ **Snack**

## Zwetschgenmus auf Quark

Eiweiß: 18 g ● Kohlenhydrate: 15 g ● Fett: 1 g

20 g getrocknete Softpflaumen klein schneiden, mit 3 EL Wasser fein pürieren. 125 g Magerquark mit 1 EL Wasser verrühren, in ein Schälchen geben, Pflaumenpüree darauf verteilen. Mit Zimtpulver bestäuben.

Carbs für Zähler: 10

▶ **Drink**

## Quick Buttermilch-Shake

Eiweiß: 7 g ● Kohlenhydrate: 32 g ● Fett: 1 g

125 g Buttermilch mit $1/8$ l ungesüßtem Apfelsaft verrühren. $1/2$ Vanilleschote längs aufschneiden und das Mark herauskratzen, mit 1 EL Hefeflocken unter den Buttermilch-Shake rühren. Dazu 1 kleinen Apfel essen.

Carbs für Zähler: 25

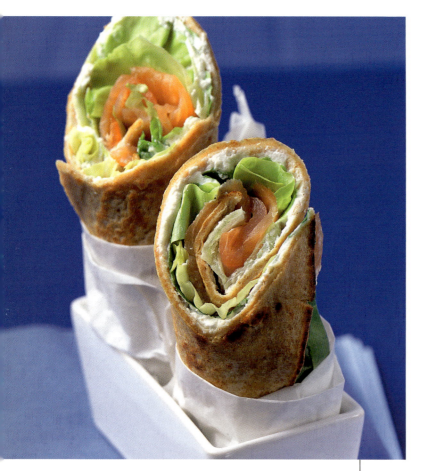

Gesundheitswickel mal anders: Räucherlachs (Omega-3-Fettsäuren), Salat (Folsäure), Zitrone (Vitamin C), Meerrettich (ätherische Öle), Quark (Eiweiß) in einen Vollkorn-Pfannkuchen rollen – und so richtig genießen.

▶ **Kalte Küche**

## Pfannkuchen-Lachsrolle

Für 1 Person

*40 g feines Weizen-Vollkornmehl*
*Salz*
*1 kleines Ei*
*2 TL Rapsöl*
*2 EL Magerquark*
*1 TL geriebener Meerrettich (Glas)*
*1 TL Zitronensaft*
*3–4 Blätter Kopfsalat*
→ *100 g Räucherlachs (in Scheiben)*

Eiweiß: 39 g • Kohlenhydrate: 29 g • Fett: 19 g

1. Mehl und $1/8$ l Wasser in einer Schüssel mit 1 Prise Salz verquirlen. Ei und 1 TL Öl unterrühren.

2. Eine beschichtete Pfanne (24 cm Ø) mit dem übrigen Öl einpinseln. Die Hälfte des Teigs hineingeben und 5–6 Min. auf beiden Seiten backen. Aus dem Rest einen zweiten dünnen Pfannkuchen backen. Abkühlen lassen.

3. Inzwischen Quark, Meerrettich und Zitronensaft verrühren. Salatblätter waschen, trockenschütteln und putzen. Pfannkuchen mit dem Meerrettich-Quark bestreichen, Salatblätter darauf verteilen und mit dem Räucherlachs belegen. Pfannkuchen aufrollen und sofort essen.

Carbs für Zähler: 30

T I P P : Fürs Büro die Pfannkuchenrollen getrennt in Klarsichtfolie wickeln und in einer Frischhaltebox mit ins Büro nehmen.

▶ **Warme Küche**

# Wok-Tofu mit Sprossen

Für 1 Person

→ *120 g fester Tofu*
*1 kleine rote Paprikaschote*
→ *100 g frische Mungobohnensprossen*
*2 Frühlingszwiebeln*
*1 EL Rapsöl*
*Salz*
*schwarzer Pfeffer*
*1 EL Sojasauce*
*1/2 TL Sesamöl*

Eiweiß: 24 g ● Kohlenhydrate: 11 g ● Fett: 22 g

**1.** Den Tofu in kleine Würfel schneiden. Paprikaschote waschen, halbieren, putzen und in feine Streifen schneiden. Sprossen abbrausen und in einem Sieb gut abtropfen lassen. Frühlingszwiebeln waschen, putzen und in dünne Ringe schneiden.

**2.** Das Rapsöl in einer Pfanne oder einem Wok erhitzen. Tofu darin unter Wenden in 3–4 Min. goldbraun anbraten, herausnehmen, salzen und pfeffern. Erst die Paprikaschote hineingeben und 2 Min. braten, dann Sprossen und Frühlingszwiebeln zufügen. Tofu zurück in die Pfanne oder den Wok geben, mit Sojasauce und Sesamöl würzen. Alles in 2 Min. garen. Mit Salz und Pfeffer abschmecken.                Carbs für Zähler: 5

**B E I L A G E :** 2 Scheiben Vollkorn-Baguette (60 g)
Carbs für Zähler: 20

**T I P P :** Das Gericht bei Tisch nach Belieben mit Sambal oelek schärfen.

**SPEZIELLE HELFER**

Erleichtern Sie sich den GLYX-Alltag mit diesen kleinen Helfern:

**Wok:** In der blitzschnellen Alltagsküche darf ein Stielwok nicht fehlen. Die halbrunde, antihaftbeschichtete Pfanne konzentriert die Hitze in der Mitte, so gart Gemüse blitzschnell und behält seinen Biss.

**Mixer:** Egal, ob Zellschutz-Cocktail, selbst gemachtes Pesto oder Ihre pürierte Fatburnersuppe, Sie werfen alle Zutaten einfach in den Mixbehälter und dann geht's rund. In Sekundenschnelle ist alles klein. Gute Alternative für die Mini-Küche ist ein Pürierstab.

**Getreidemühle:** Kaufen Sie nicht die Mehltüte, die seit Monaten im Supermarktregal steht, da sind keine Vitalstoffe mehr drin – Licht und Wärme haben sie geraubt. Mahlen Sie selbst. Eine gute Getreidemühle mit einem Korund-Keramik-Mahlstein mahlt jede Getreidesorte blitzschnell zu grobem Schrot oder feinem Mehl, ganz wie Sie es wünschen. Ihr selbst gebackenes GLYX-Brot wird so zum Power-Happen.

**Gemüsehobel:** Ein idealer Gemüsehobel hat verschiedene Aufsätze für dicke bis dünne Scheiben, feine Stäbchen oder Würfel. Geht blitzschnell und gefahrlos.

**Vierkantreibe:** Hat vier Reibflächen zum Raspeln und Reiben – ersetzt die Rohkostmühle im kleinen Haushalt.

**Blitzhacker:** Hackt Zwiebeln, Nüsse, Eier, Möhren in null Komma nix.

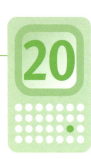
## Ist das **alles** da?

### FRISCH

*125 g Mozzarella, 60 g Magerquark, 30 g Ricotta, 100 g Naturjoghurt, 125 g Kefir, 3 Frühlingszwiebeln, 250 g Zucchini, 1 kleine Möhre, 100 g Kirschtomaten, Petersilie, 1 Zitrone (unbehandelt), 1 Limette, 40 g grüne Weintrauben, 1 Dinkelbrötchen, 2 Lammfilets, Vollkorn-Baguette, Zutaten für den Salat*

### VORRAT

*Getrocknete Aprikosen, Walnusskerne, Fruchtzucker oder Frutilose, Hefeflocken, Olivenöl, Leinöl, Aceto balsamico, Meersalz, schwarzer Pfeffer, Cayennepfeffer, Thymian (getrocknet), Kapern, Kichererbsen (Dose), Mineralwasser, Knoblauch*

### SONSTIGES

*GLYX-Aufstrich-Zutaten, Frischhaltebox, Thermoskanne, frischer Ingwer, gereiftes Sesamöl, Weizenkeime, Leinsamen, Gemüsesaft, Nüsse*

### Ein paar zuckersüße Worte

Wissen Sie, in welcher Form der Deutsche sein Obst hauptsächlich einnimmt? Im Joghurt mit Fruchtzubereitung, im Fruchtnektar und in der Konfitüre. Nun: Der Joghurt hat selten eine Frucht gesehen, der Fruchtnektar ein bisschen an ihr geschnuppert, beide haben dafür jede Menge künstliche Aromastoffe und Süßzeugs, und statt der Marmelade können Sie sich gleich Zucker aufs Brot streuen. Sie tun eine Menge für Ihre Gesundheit, Ihre Linie, wenn Sie die paar Minuten opfern, sich selbst den Fruchtjoghurt zu machen, die Frucht auszupressen oder zum Fruchtaufstrich zu verarbeiten (siehe Spezial-Tipp Seite 107).

### Aromastoffe und Geschmacksverstärker ...

... machen etwas, das Sie niemals essen würden, zu etwas, das Sie mit großem Appetit runterschlingen. Ein halbes Prozent E 621 (Glutamat) im Essen reicht – und es wird weniger gekaut und schneller geschluckt, die Fresslust gefördert. Auch Aroma- und Süßstoffe regen den Appetit an. Süßstoffe schalten nämlich den körpereigenen Kalorienzählmechanismus aus. Der Körper meint: Hab noch nicht genug, brauch noch was. Schickt uns Heißhunger und Appetit.

### Entstressende Handquetsche

Handflächen vor der Brust aneinander legen. Vorstellen, dass dazwischen der doofe Nachbar, der schreckliche Chef sitzt. Die Handflächen 15 Sekunden zusammendrücken – so fest es geht. Arme ausschütteln, Pause, 3-mal wiederholen. Kräftigt Schulter- und Brustmuskulatur und baut Aggressionen ab.

▶ **Frühstück**

## Aprikosen-Mozzarella-Brötchen

**Für 1 Person**

→ *60 g Mozzarella*
*2 getrocknete Aprikosen*
*1 dünne Frühlingszwiebel*
*1 TL Zitronensaft • 1 Prise Cayennepfeffer*
*1 Dinkelbrötchen*
*2 EL Magerquark (etwa 60 g)*

Eiweiß: 21 g • Kohlenhydrate: 43 g • Fett: 13 g

1. Den Mozzarella klein würfeln. Die getrockneten Aprikosen ebenfalls würfeln. Frühlingszwiebel waschen, putzen und in feine Ringe schneiden. Mozzarella mit Aprikosen und Frühlingszwiebel mischen, mit dem Zitronensaft und Cayennepfeffer würzen.

2. Das Brötchen quer halbieren, die Hälften mit dem Quark bestreichen und mit der Mozzarella-Mischung belegen, leicht andrücken.      Carbs für Zähler: 35

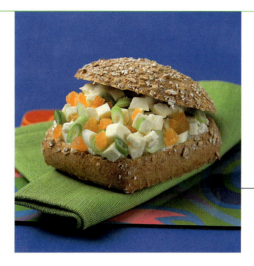

Neue GLYX-Gefühle für den Gaumen: Sie kennen Mozzarella nur mit Tomaten? Das war gestern. Heute probieren Sie unsere Aprikosen-Mozzarella-Brötchen.

▶ **Snack**

## Trauben mit Ricotta

Eiweiß: 4 g • Kohlenhydrate: 8 g • Fett: 5 g

40 g grüne Weintrauben waschen, halbieren und eventuell entkernen. Mit 1 TL Zitronensaft vermischen und in ein Schälchen geben. 30 g Ricotta glatt rühren und obendrauf geben, mit 1 gehackten Walnuss bestreuen.
Carbs für Zähler: 10

▶ **Drink**

## Limetten-Kefir

Eiweiß: 10 g • Kohlenhydrate: 24 g • Fett: 5 g

1 Limette heiß waschen, abtrocknen und die Schale fein abreiben, den Saft auspressen. Beides mit 2 TL Fruchtzucker oder Frutilose, 100 g Naturjoghurt, 1 EL Hefeflocken und 125 g Kefir mit dem Schneebesen verrühren. In ein Glas gießen und nach Belieben mit 5 EL Mineralwasser auffüllen.      Carbs für Zähler: 10

### GUT ZU WISSEN

- Frühstückstipp: Tauschen Sie im Sommer die Dörraprikosen gegen frische Aprikosen, so bringt der Brötchenbelag noch eine Extraportion Vitamine.

- Am besten gleich die vierfache Menge vom marinierten Gemüse zubereiten und die Gemüseauswahl mit anderen Sorten ergänzen, z. B. Champignons, Auberginen und Paprikaschoten.

- Die feine Kichererbsen-Pfanne mit Lammfilet lässt sich gut durch weiße Bohnen (Dose) variieren.

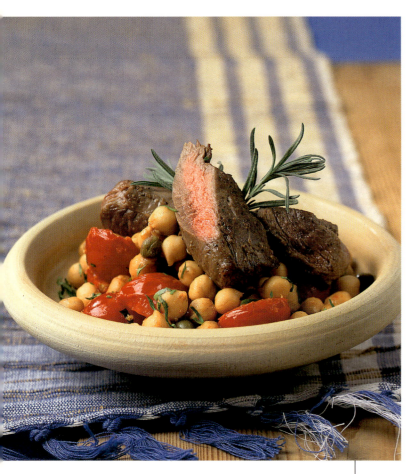

Warum heißen Kichererbsen Kichererbsen? Weil ein Vorfahre Ciceros eine erbsenähnliche Kerbe auf der Nase hatte. Und aus Cicer entstand Kicher. Der Name ist auch Programm. Sie macht fröhlich, vor allem mit Lammfilet.

▶ **Kalte Küche**
## Mariniertes Gemüse

Für 1 Person

250 g Zucchini
1 kleine Möhre
2 Frühlingszwiebeln
1 Knoblauchzehe
1 EL Olivenöl
Salz • schwarzer Pfeffer
1/2 TL getrockneter Thymian
1–2 EL Aceto balsamico
1 TL Leinöl
→ 65 g Mozzarella

Eiweiß: 17 g • Kohlenhydrate: 14 g • Fett: 24 g

**1.** Die Zucchini waschen, putzen und längs halbieren. Die Möhre schälen und beides schräg in dünne Scheiben schneiden. Frühlingszwiebeln waschen, putzen, längs halbieren und schräg in etwa 4 cm lange Stücke teilen. Den Knoblauch schälen.

**2.** Das Öl in einer Pfanne erhitzen. Zucchini und Möhren dazugeben und unter Rühren 3 Min. braten. Frühlingszwiebeln zufügen, den Knoblauch dazupressen und beides 2 Min. mitdünsten. Mit Salz, Pfeffer und Thymian würzen. Vom Herd nehmen, Aceto balsamico und Leinöl darüber gießen und in einer Schüssel abkühlen lassen. Mozzarella würfeln und obendrauf streuen.

Carbs für Zähler: 5

**BEILAGE:** 2 Scheiben Vollkorn-Baguette (60 g)
Carbs für Zähler: 20

**TIPP:** Gemüse über Nacht kalt stellen und am nächsten Tag in einer Frischhaltebox mitnehmen.

▶ **Warme Küche**

# Kichererbsen-Pfanne mit Lammfilet

Für 1 Person

*130 g Kichererbsen (Dose)*
*100 g Kirschtomaten*
➜ *2 Lammfilets (je etwa 60 g)*
*schwarzer Pfeffer*
*1 EL Olivenöl*
*Salz*
*1 EL Kapern*
*etwas abgeriebene Zitronenschale (unbehandelt)*
*3 Stängel Petersilie*

Eiweiß: 33 g ● Kohlenhydrate: 21 g ● Fett: 14 g

1. Die Kichererbsen in einem Sieb abbrausen und abtropfen lassen. Die Kirschtomaten waschen und halbieren. Die Lammfilets waschen, trockentupfen und rundherum mit Pfeffer einreiben.

2. Eine Pfanne stark erhitzen, das Öl zugeben. Die Lammfilets darin bei starker Hitze rundum in 3 Min. anbraten. Aus der Pfanne nehmen, salzen und warm halten. Die Hitze reduzieren, in derselben Pfanne die Kichererbsen, Tomaten und Kapern 5 Min. dünsten.

3. Lammfilets samt Fleischsaft zu den Kichererbsen in die Pfanne geben. Alles mit Salz, Pfeffer und Zitronenschale würzen. Petersilie waschen und trockenschütteln, die Blättchen fein hacken. Vor dem Servieren darüber streuen.                           Carbs für Zähler: 20

---

SPEZIAL-TIPP

**FRUCHTAUFSTRICH**

Keine Zeit zum Marmelade einkochen, dann testen Sie unser Blitz-Pflaumenmus.

**Pflaumen-Nuss-Mus
(1 kleines Glas mit 250 ml Inhalt):**
125 g getrocknete Pflaumen klein würfeln und in $1/8$ Liter Apfelsaft 20 Min. einweichen. Die Pflaumen mit dem Saft, 2 EL gehackten Mandeln, 1 Prise Zimtpulver und $1/4$ TL abgeriebener Schale von 1 unbehandelten Orange glatt pürieren. Das Mus in ein kleines Glas mit Schraubverschluss abfüllen und im Kühlschrank lagern. Dort hält es sich gut verschlossen 2 Wochen.

Wenn mehr Zeit ist, entspannen Sie sich doch einfach mal beim Marmeladekochen.

**Aprikosen-Himbeer-Marmelade
(4 Gläser à 150 ml):**
350 g Aprikosen waschen, halbieren, entkernen und klein würfeln. 125 g Himbeeren verlesen, abbrausen und abtropfen lassen. Aprikosen und Himbeeren in einem großen Topf mit 130 g Fruchtzucker mischen und 30 Min. Saft ziehen lassen. 2 EL Zitronensaft und die abgeriebene Schale von 1 unbehandelten Zitrone unterrühren und alles langsam zum Kochen bringen. 3 TL (7,5 g) Apfelpektin mit 20 g Fruchtzucker mischen und unter die heiße Fruchtmasse rühren. Unter ständigem Rühren aufkochen und mindestens 1 Min. sprudelnd kochen lassen. 4 Gläser mit Schraubverschluss mit kochend heißem Wasser ausspülen. Die Marmelade möglichst heiß einfüllen, verschließen, auf den Kopf stellen und abkühlen lassen.

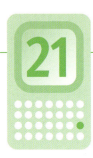

# 3. Woche

## Ist das **alles** da?

### FRISCH

*1 Kiwi, 1 Mandarine (oder 1 Orange), 1 Zitrone, 1 Orange, 1 kleiner Apfel, 1 kleiner Kohlrabi, 100 g Shiitake-Pilze (oder Champignons), 1 Frühlingszwiebel, 1 rote und gelbe Spitzpaprika (oder 1/2 kleine rote und gelbe Paprikaschote), 1 Mini-Romanasalat, Petersilie, Kresse, 100 g Seidentofu, 100 g Magerquark, 100 g körniger Frischkäse, 100 g Naturjoghurt, 125 g Kefir, 100 g geräucherte Putenbrust, 2 Eier, Vollkornbrot, 1 Tomate, Zutaten für den Salat*

### VORRAT

*Fruchtzucker oder Frutilose, Cashewkerne, Leinöl, Rapsöl, Meersalz, schwarzer Pfeffer, rosenscharfes Paprikapulver, Mandelmus, Hefeflocken, Apfelessig, Sojasauce, Sesamöl*

### SONSTIGES

*Frischhaltebox, Ingwer, gereiftes Sesamöl, Weizenkeime, Leinsamen, Gemüsesaft, Nüsse*

### Süßlust ade!

Sie dürfen sich nun ruhig auch mal wieder einen Ausrutscher mit einem Eisbecher oder einem Griff ins Naschkästchen erlauben. Probieren Sie mal, wie süß das schmeckt. Zu süß? Es dauert etwa drei Wochen, bis man die von Aroma und Süßstoffen verklebten Geschmackspapillen wieder auf normal getrimmt hat. Probieren Sie ruhig einen Löffel von einem Joghurt mit vielen E-Nummern. Ich könnte wetten, dass Ihnen das nicht mehr schmeckt.

### Zu viel Stress?

Sie wissen: Stress greift in den Hormonhaushalt ein. Warum lässt er uns Süßes essen? Ganz einfach: Er erzwingt ein uraltes Überlebensprogramm: Iss Süßes, dann bist du deinem Feind überlegen. Denn die Kohlenhydrate liefern unmittelbar Energie für Flucht und Kampf. Flüchten und kämpfen müssen wir heute selten. Deswegen sollte, wer abnehmen will, seine Stress-Resistenz gegen die kleinen Alltagssorgen erhöhen. Wie geht das? Mit Meditation. Eine Übung für heute finden Sie im Spezial-Tipp Seite 111.

### Die Bauchmuskel-Uhr

Heute geht's den Bauchmuskeln an die Wäsche, und zwar den seitlichen: Legen Sie sich auf den Rücken. Heben Sie Ihre Beine im 90-Grad-Winkel nach oben. Stellen Sie sich vor, Sie blicken auf eine Uhr, bei der der große Zeiger auf der 12 steht. Jetzt kippen Sie die geschlossenen Beine langsam nach links in Richtung der »11« und kehren langsam wieder in die Mitte zurück. Nun geht's mit den Beinen in die andere Richtung – hin zur »1« – und wieder zurück. Pendeln Sie auf jede Seite 15-mal. Kurze Pause. 3-mal wiederholen.

Und wenn Sie genug haben, von unseren kleinen Übungen zwischendurch, dann besorgen Sie sich das Muskeltraining: »Acht Minuten sind genug« (Seite 142).

► **Frühstück**
# Obstsalat mit Tofucreme

**Für 1 Person**

*1 Kiwi*
*1 Mandarine (ersatzweise 1 kleine Orange)*
*1 kleiner Apfel*
→ *100 g Seidentofu (Reformhaus)*
*50 g Naturjoghurt*
*1 TL Fruchtzucker oder Frutilose (flüssige Obstsüße; Reformhaus)*
*2 TL Zitronensaft*
*1 EL Cashewkerne*

Eiweiß: 13 g ● Kohlenhydrate: 33 g ● Fett: 13 g

**1.** Die Kiwi schälen und in Spalten schneiden. Die Mandarine schälen und in Segmente teilen. Den Apfel waschen, vierteln, entkernen und klein schneiden. Das Obst mischen und in Schälchen geben.

**2.** Tofu mit Joghurt, Fruchtzucker oder Frutilose und Zitronensaft cremig verrühren. Die Tofucreme über dem Obstsalat verteilen. Die Cashewkerne hacken und darüber streuen. Carbs für Zähler: 30

Wer gut in den Tag startet, isst Obstsalat. Wer besser in den Tag startet, isst Obstsalat mit Eiweiß. Mit Tofucreme. Kennen Sie nicht? Süßen Tofu? Einfach ausprobieren.

GUT ZU WISSEN

● Zur Sommerzeit können Sie den Obstsalat mit beliebigen frischen Beeren und einem Pfirsich variieren.

● Shiitake-Pilze müssen wie alle Pilze behutsam behandelt werden: kleine Erdrückstände mit Küchenpapier vorsichtig abreiben. Nur starke Verschmutzungen unter fließendem Wasser abwaschen.

► **Snack**
# Kohlrabi mit Petersilien-Dip

Eiweiß: 16 g ● Kohlenhydrate: 8 g ● Fett: 3 g

1 zarten Kohlrabi putzen, schälen und in dicke Stifte schneiden. 100 g Magerquark mit 2 TL Zitronensaft und 1 TL Leinöl verrühren. $1/2$ Bund Petersilie waschen und trockenschütteln, die Blättchen hacken und unterrühren. Dip salzen, pfeffern und zu den Kohlrabisticks servieren. Carbs für Zähler: 0

► **Drink**
# Orangencocktail

Eiweiß: 9 g ● Kohlenhydrate: 21 g ● Fett: 4 g

1 Orange halbieren, 1 Hälfte schälen und klein schneiden, den Saft der anderen Hälfte auspressen. Beides mit 1 TL Mandelmus im Mixer fein pürieren. Mit 125 g Kefir und 1 EL Hefeflocken kurz und kräftig mixen. Carbs für Zähler: 15

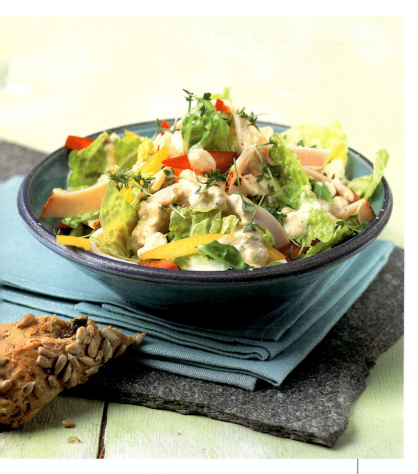

Ein Kästchen Kresse steht auf der Fenster-
bank, um Salat mit scharfen Isothiocyanaten
zu würzen, die Bakterien im Körper killen.
Der Putensalat füllt auf köstliche Weise leere
Eiweißtanks, stellt den Stoffwechsel um.

▶ **Kalte Küche**

# Putensalat mit Frischkäse-Dressing

**Für 1 Person**

*je 1 rote und gelbe Spitzpaprika (ersatzweise*
  *$1/2$ kleine rote und gelbe Paprikaschote)*
*1 Mini-Romanasalat*
→ *100 g geräucherte Putenbrust (Aufschnitt)*
→ *100 g körniger Frischkäse*
→ *50 g Naturjoghurt*
*Salz*
*schwarzer Pfeffer*
*$1/2$ TL rosenscharfes Paprikapulver*
*2 TL Apfelessig*
*1 Kästchen Kresse*

**Eiweiß: 42 g ● Kohlenhydrate: 8 g ● Fett: 6 g**

1. Die Spitzpaprika waschen, halbieren, putzen und in feine Streifen schneiden. Den Salat in Blätter zerlegen, waschen und trockenschleudern, in mundgerechte Stücke zerpflücken. Die Putenbrust in etwa 1 cm breite Streifen schneiden.

2. Für die Salatsauce den Frischkäse mit Joghurt, Salz, Pfeffer, Paprikapulver und Essig in einer Schüssel glatt verrühren.

3. Paprikastreifen, Salat und Putenbruststreifen auf einem großen Teller dekorativ anrichten. Die Salatsauce darüber geben. Die Kresse vom Beet abschneiden und darüber streuen.    Carbs für Zähler: 0

**B E I L A G E :** 1 $1/2$ Scheiben Vollkornbrot (60 g)
    Carbs für Zähler: 20

▶ **Warme Küche**

# Omelett mit Shiitake-Pilzen

**Für 1 Person**

*100 g Shiitake-Pilze (ersatzweise Champignons)*
*1 Frühlingszwiebel*
*4 Stängel Petersilie*
➔ *2 Eier*
*2 TL Sojasauce*
*1 TL Sesamöl*
*schwarzer Pfeffer*
*1 TL Rapsöl*

Eiweiß: 15 g ● Kohlenhydrate: 3 g ● Fett: 19 g

1. Die Shiitake-Pilze abreiben, Stiele entfernen und die Hüte in dünne Scheiben schneiden. Die Frühlingszwiebel waschen, putzen und sehr klein schneiden. Die Petersilie waschen, trockenschütteln und hacken.

2. Eier mit Sojasauce, Sesamöl und Pfeffer verquirlen. 1 EL Petersilie und Frühlingszwiebel untermischen.

3. Eine Pfanne (26 cm Ø) mit Öl einpinseln und erhitzen. Shiitake-Pilze darin 2–3 Min. unter Wenden anbraten. Hälfte der Pilze herausnehmen, beiseite stellen.

4. Die Eier über die restlichen Pilze in die Pfanne gießen, mit den beiseite gelegten Pilzen belegen und bei mittlerer Hitze in 5 Min. stocken lassen. Eine Omeletthälfte über die andere klappen. Das Omelett auf einen Teller geben und mit der übrigen Petersilie bestreuen.

Carbs für Zähler: 0

**BEILAGE:** 1 1/2 Scheiben Vollkornbrot (60 g) und eine in Viertel geschnittene Tomate.

Carbs für Zähler: 20

**ENTSPANNUNG DURCH MEDITATION**

Heute üben Sie sich in Meditation. Legen Sie eventuelle Vorurteile ab und investieren Sie 5, besser 10 Min. in diese einfache Übung. Bauen Sie sie in den Alltag ein, greifen Sie in Zukunft öfter darauf zurück. Am besten wäre es, wenn Sie Lust bekommen, eine richtige Meditations-Technik zu lernen. Meditation ist Medizin für Körper, Kopf und Seele.

● Setzen Sie sich auf einen Stuhl. Gelenkige setzen sich im Schneider- oder Lotussitz auf den Boden. Sitzen Sie aufrecht und bequem.

● Legen Sie Ihre Hände mit den Handflächen nach oben auf Ihre Oberschenkel und formen Sie mit Ihren Händen kleine Schalen. Ihre Hände sind locker und entspannt. Wer es noch bequemer mag, legt sich ein Kissen auf den Schoß.

● Mit geschlossenen Augen atmen Sie 5-mal tief ein und aus. Bemühen Sie sich, in Ihrem Inneren ganz ruhig zu werden. Konzentrieren Sie sich auf Ihren Atem, er ist gleichmäßig, und Sie denken an das Wort »loslassen«. Lassen Sie sich nicht von den Alltagsgedanken aus dem Konzept bringen. Halten Sie keinen Gedanken fest. Lassen Sie sie einfach vorbeiziehen.

● Atmen Sie langsam und denken Sie bei jedem Ausatmen an Ihr Wort »loslassen«.

● Körper und Geist sind völlig entspannt, Ihre Aufmerksamkeit richtet sich auf Ihr Inneres. Kontrollieren Sie nichts. Sie wollen nur atmen und »loslassen«.

● Nach 5–10 Min. atmen Sie tief ein und aus. Dann öffnen Sie die Augen, ruhen Sie sich noch etwas aus und verarbeiten Ihre Eindrücke.

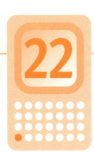

# 22

# 4. Wochenende

## Ist das **alles** da?

### FRISCH

*100 ml Milch, 100 g Ricotta, 500 g Naturjoghurt, 200 g Seidentofu, 1 Ei, 2 Passionsfrüchte, 125 g Heidelbeeren (ersatzweise TK), 1 Zitrone, 100 g Kirschtomaten, 2 gelbe Paprikaschoten, 2 kleine Zucchini, 1 Zweig Rosmarin (ersatzweise getrocknet), Basilikum, Petersilie, Dill, 2 Doraden, Roggen-Sauerteigbrot, 4 Kartoffeln, Zutaten für den Salat*

### VORRAT

*Weizen-Vollkornmehl, Fruchtzucker, Akazienhonig, Meersalz, schwarzer Pfeffer, edelsüßes Paprikapulver, Rapsöl, Olivenöl, Leinöl, Thymian (getrocknet), kohlensäurehaltiges Mineralwasser, Zwiebel, Knoblauch, Hefeflocken, Gemüsefond oder -brühe*

### SONSTIGES

*Frischhaltebox, frischer Ingwer, gereiftes Sesamöl, Weizenkeime, Leinsamen, Gemüsesaft, Nüsse*

## Essen ist mehr als Kalorien aufnehmen

Heute ist mal wieder Wiegetag. Aber noch wichtiger ist: Wie fühlen Sie sich? Gut natürlich. In den letzten drei Wochen haben Sie nämlich gespürt: Essen ist mehr als Kalorien zählen. Essen ist das, was Leben überhaupt möglich macht. Wer richtig isst, wird automatisch fröhlicher, wacher, ausgeglichener, energievoller – und ganz nebenbei schlank. Wichtig ist auch in Zukunft: Man darf nicht hungern. Wer meint, die Pölsterchen rund um die Bikinizone könne man weghungern, wundert sich bald über Zuwachs. Jedes Hungergefühl aktiviert unsere Geiz-Gene. Darum nimmt nur ab, wer satt ist und dem Körper gibt, was er braucht. Gesunde Fette und Eiweiß machen satt, die falschen Kohlenhydrate hungrig.

## XXL-Portionen & Kniebeugen

Wer was Essbares verkaufen will, guckt, dass er möglichst viel davon verkauft. Der Bedarf ist grenzenlos. Unser Magen lässt sich dehnen, die Fettzellen sind unersättlich – und den Appetit kann man mit einem einfachen Trick anheizen: Tu raffinierte Kohlenhydrate (Weißmehl, Zucker, Stärke) in die Packung. Das lockt das Blutzuckerhormon Insulin. Das macht Lust auf mehr. Und deswegen wachsen überall die Portionen, die Chips- und Pommestüten, die Riegel, die Softdrink-Flaschen. Marktwirtschaftlich gesehen kein Problem. Kohlenhydrate sind billig. Kartoffeln, Getreide, Zucker, Mais, Reis und Süßstoff kosten nichts im Vergleich zu Gemüse und Fisch. Die US-Industrie produziert pro Person täglich 3800 kcal. Mehr als 2200 braucht der sitzende Mensch nicht. 125 Kilo mehr Lebensmittel liegen auf unserem Teller als noch 1977 – in Form von Kohlenhydraten. Kein Wunder, dass man in Deutschland Speck ansetzt.

Hinzu kommt: Die Technik hat uns 3 Std. Bewegung geraubt. Machen Sie sich das täglich bewusst. Immer, wenn Sie eine Steckdose sehen: Absolvieren Sie zehn Kniebeugen. Macht einen Doppel-Whopper pro Woche.

▶ **Frühstück**
# Heidelbeer-Pancakes

**Für 2 Personen**

*60 g feines Weizen-Vollkornmehl*
*2 TL Fruchtzucker*
*100 ml Milch*
*Salz • 1 kleines Ei*
*125 g Heidelbeeren (frisch oder TK)*
*2 TL Rapsöl*
→ *100 g Ricotta*
*1 TL flüssiger Akazienhonig*

Pro Portion:
Eiweiß: 13 g • Kohlenhydrate: 31 g • Fett: 13 g

1. Das Mehl mit Fruchtzucker, Milch, 1 Prise Salz und Ei glatt verrühren. Den Teig 10 Min. quellen lassen.

2. Frische Heidelbeeren waschen, verlesen. Gefrorene Beeren antauen lassen. Beeren unter den Teig heben. Eine beschichtete Pfanne mit 1 TL Öl auspinseln und erhitzen, 4 EL Teig nebeneinander hineingeben. Pfannküchlein 2 Min. von jeder Seite backen. Herausnehmen, warm halten. Nacheinander weitere 4 Pancakes backen. Ricotta cremig verrühren. Pancakes damit anrichten, mit Honig beträufeln.       Carbs für Zähler pro Portion: 30

---

## GUT ZU WISSEN

- Im Sommer können Sie die Paprikasuppe eiskalt servieren und in der kalten Jahreszeit heiß.
- Preiswerte Version für ein Dinner: Statt der Doraden 2 kleine Makrelen (je etwa 300 g) nehmen.

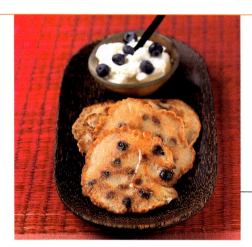

Herrlich süß! Wenn man auch in den USA mit dieser GLYX-Variante des Pancakes in den Tag starten würde, gäbe es keine Probleme mit dem Übergewicht.

▶ **Snack**
# Passionsfrucht-Joghurt

Pro Portion
Eiweiß: 5 g • Kohlenhydrate: 14 g • Fett: 6 g

Für 2 Personen 300 g Naturjoghurt mit 2 TL Akazienhonig verrühren, in zwei Schälchen füllen. 2 Passionsfrüchte halbieren, Fruchtfleisch herauslöffeln und über dem Joghurt verteilen.       Carbs für Zähler: 10

▶ **Drink**
# Kräuter-Joghurt-Drink

Pro Drink
Eiweiß: 5 g • Kohlenhydrate: 6 g • Fett: 5 g

Für 2 Drinks je 2 Stängel Basilikum, Petersilie und Dill waschen, trockenschütteln und hacken. Mit 200 g Naturjoghurt, 1/2 TL Salz und 2 TL Leinöl pürieren. Mit 1/4 l kohlensäurehaltigem Mineralwasser auffüllen. 2 EL Hefeflocken zufügen, gut umrühren. In zwei Gläser gießen, pfeffern.       Carbs für Zähler pro Portion: 0

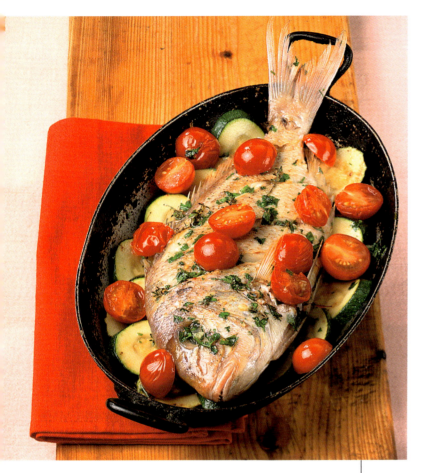

Warum haben so viele Menschen Angst davor, Fisch zuzubereiten? Die Ofen-Dorade ist schnell gemacht, versorgt unsere Energiezentrale, die Schilddrüse, mit Jod, und ihr festes Fleisch überzeugt auch Fischkasper.

▶ **Kalte Küche**

## Kalte Paprikasuppe mit Tofu

Für 2 Personen

1 Zwiebel
2 gelbe Paprikaschoten
1 Zweig Rosmarin (ersatzweise 1 TL getrocknet)
1 EL Olivenöl
1 TL edelsüßes Paprikapulver
$1/4$ l Gemüsefond oder -brühe
➜ 200 g Seidentofu (Reformhaus)
Salz
schwarzer Pfeffer

Pro Portion
Eiweiß: 10 g ● Kohlenhydrate: 10 g ● Fett: 11 g

**1.** Die Zwiebel schälen und fein würfeln. Die Paprikaschoten waschen, halbieren, putzen und in kleine Würfel schneiden. Den Rosmarin waschen und trockenschütteln, die Nadeln grob hacken.

**2.** Das Öl in einem Topf erhitzen, Zwiebel darin glasig dünsten. Paprikawürfel hinzufügen und 3 Min. unter Rühren mitdünsten, dabei 2 EL Paprikawürfel beiseite stellen. Paprikapulver und Rosmarin dazugeben. Mit Fond oder Brühe ablöschen, aufkochen lassen und zugedeckt bei schwacher Hitze 10 Min. köcheln lassen.

**3.** Die Suppe vom Herd nehmen, fein pürieren. Tofu dazugeben und untermixen. Die Suppe salzen und pfeffern, abkühlen lassen, dann 2 Std. kalt stellen. Vor dem Servieren mit den übrigen Paprikawürfeln bestreuen.

Carbs für Zähler pro Portion: 0

**BEILAGE:** pro Portion $1/2$ Scheibe Roggen-Sauerteigbrot (60 g)     Carbs für Zähler pro Portion: 20

▶ **Warme Küche**

# Ofen-Doraden auf Zucchini

**Für 2 Personen**

→ *2 Doraden (je etwa 400 g)*
*1/2 Bund Petersilie*
*1 Knoblauchzehe*
*2 EL Zitronensaft*
*3 EL Olivenöl*
*1 TL getrockneter Thymian*
*Salz • schwarzer Pfeffer*
*2 Zucchini (etwa 350 g)*
*100 g Kirschtomaten*
*Olivenöl für die Form*

**Pro Portion**
Eiweiß: 45 g • Kohlenhydrate: 5 g • Fett: 30 g

1. Die Doraden waschen, trockentupfen und beidseitig 2–3-mal schräg einschneiden. Petersilie waschen und trockenschütteln, die Blättchen hacken. Knoblauch schälen und durchpressen. Mit Petersilie, Zitronensaft, 2 EL Olivenöl und Thymian verrühren. Die Marinade salzen und pfeffern. Die Doraden mit der Hälfte der Kräutermarinade innen und außen bestreichen.

2. Backofen auf 220° vorheizen. Zucchini waschen, putzen und längs in dünne Scheiben schneiden. Tomaten waschen und halbieren. Eine Gratinform einfetten, Zucchinistreifen darin dachziegelartig anordnen und mit übriger Marinade bestreichen. Tomaten darauf verteilen. Doraden darauf legen, mit restlichem Öl beträufeln. Im Ofen (Mitte, Umluft 220°) in 20–25 Min. garen.

Carbs für Zähler pro Porton: 20

**B E I L A G E :** pro Portion 100 g Pellkartoffeln
Carbs für Zähler pro Portion: 20

---

SPEZIAL-TIPP

## SCHÄRFEN SIE DIE SINNE

Warum investieren Sie so viel Zeit mit Gedanken an die Vergangenheit und in die Zukunft? Viel köstlicher ist der Augenblick. Sie können lernen, den Augenblick zu genießen. Konzentrieren Sie sich auf etwas und setzen Sie ganz bewusst all Ihre Sinne ein. Schärfen Sie heute Ihren Blick für die Sinnlichkeit der Lebensmittel.

Schlendern Sie über den Wochenmarkt. Nehmen Sie die Farben und die Gerüche von Obst und Gemüse wahr. Schnuppern Sie an der sonnengereiften Tomate, tasten Sie die weiche Haut, schmecken Sie dem Aroma nach. Das schult die Sinne, macht den Geist frei. Heute kaufen Sie die Zutaten für Ihren Antipasti-Vorrat. Das Rezept finden Sie auf Seite 119. Wählen Sie Zucchini, Paprika, Zwiebeln ganz bewusst aus, lassen Sie sich vom Gemüsehändler eine Kostprobe geben. Fragen Sie ihn, welche Sorten er empfiehlt. Diese Eindrücke packen Sie mit in Ihren Einkaufskorb. Denn so lernen Sie, mit Genuss zu kochen. Nur wer die Aromen seiner Lebensmittel in der Nase hat, hat auch Lust darauf, sie zu verarbeiten. Sie können sich nämlich vorher schon vorstellen, wie Ihre Antipasti schmecken wird. Das weckt die Vorfreude und die ist bekanntlich die schönste Freude – ein Geschenk, das Sie sich selbst machen.

Wer nur Dosen, Tüten und Cellophan vor sich hat, in denen ein definiertes Fertigprodukt steckt, der bereitet sich keine Freude, er kann nicht daran riechen, das Befühlen einer Tütensuppe weckt auch nicht unbedingt Sinnesfreuden. Auch wenn Selberkochen 10 Min. länger dauert, Sie werden 10-mal mehr davon profitieren. Dabei ist weniger oft mehr: Meine Freundin Sabine Sälzer schreibt die besten Kochbücher und sagt: »Lieber ein Topf voll Gutes als vier Gänge gut Gemeintes«.

# 4. Wochenende

**23**

## Ist das **alles** da?

### FRISCH

*1/2 kleine Honig- oder Galiamelone, 200 g Brombeeren (ersatzweise TK), 2 Orangen, 1 rosa Grapefruit, 1 Zitrone, 400 g Dickmilch, 2 Eier, 1 kleine Tomate, 1 Fenchel, 1 Räuchermakrelenfilet, 1 Kalbschnitzel, Parmesan (gerieben), Zutaten für Salat und Antipasti*

### VORRAT

*Vanilleschote, Zimtpulver, Meersalz, schwarzer Pfeffer, Mandeln, Fruchtzucker, Akazienhonig, Sardellenfilet, Cornichon, Senf (scharf), Oregano (getrocknet), Weißweinessig, Zwiebel, Knoblauch, Olivenöl, Leinöl, Hefeflocken, Pumpernickel, Sojadrink (ungesüßt), 50 g TK-Suppengrün, Tomaten (Dose), Spaghetti*

### SONSTIGES

*Frischhaltebox, frischer Ingwer, gereiftes Sesamöl, Weizenkeime, Leinsamen, Gemüsesaft, Nüsse*

## Carbs selber ausrechnen

Sie wollen wissen, wie viele Carbs in der Fertigprodukt-Packung stecken? Ganz einfach: Gucken Sie aufs Etikett, da stehen immer die Angaben Eiweiß, Fett, Kohlenhydrate. Und von letzteren ziehen Sie die Ballaststoffe ab. Dann kriegen Sie Pi mal Daumen die Carbs. Die paar Carbs, die von Milchprodukten und Gemüse kommen, können Sie bei einem Fertigprodukt vernachlässigen. In unseren Rezepten zählen wir sie auch nicht dazu.

## Haben Sie ein Ziel für danach?

Jetzt haben Sie ja noch einen (Power)Plan, an dem Sie sich vier Wochen lang entlanghangeln. Danach brauchen Sie ein Ziel. Es muss so groß sein, dass es die Kraft hat, einen über die Ziellinie zu tragen. Oft hilft eine Vision: Ein Bild von sich, das man sich in allen Farben im Kopf ausmalt. Man sieht sich in der Lieblingsjeans, im kleinen Schwarzen, in Joggingklamotten im Wald, endlich leicht, fit, fröhlich, gesund. Wenn dieses Ziel zu groß ist, weil es 40, 20, 10 Kilo bedeutet, zerlegt man es in kleine Einzelziele, die man mit Sicherheit schafft. Zum Beispiel: Fünf Kilo schaffe ich in diesen vier Wochen. Dann nehme ich mir für jeden weiteren Monat 3–5 Kilo vor. So geht man dann Schritt für Schritt zum Ziel. Der Chinese sagt: »Eine Reise von tausend Meilen beginnt mit dem ersten Schritt.«

## Das kleinste Fitnessstudio der Welt …

… passt in eine Zigarettenschachtel. Das Flex-Band. Mit dem können Sie wunderbar gezielt jeden einzelnen Muskel oder ganze Muskelgruppen trainieren – einfach zwischendurch am Schreibtisch. Es kostet mit den Grundübungen gerade mal 20 Euro. Und es geht ganz einfach mit auf jede Reise. Das Flex-Band können Sie auch wunderbar mit dem Trampolin kombinieren. Fatburner- und Problemzonenprogramme finden Sie im Buch »Mini-Trampolin« (Seite 142).

▶ **Frühstück**

## Melone mit Dickmilch und Zimt

**Für 2 Personen**

*¹/2 kleine Honig- oder Galiamelone (etwa 400 g)*
*1 EL Zitronensaft*
*¹/2 Vanilleschote*
→ *400 g Dickmilch*
*2 EL fein geriebene Mandeln*
*2 TL Fruchtzucker*
*¹/2 TL Zimtpulver*

**Pro Portion**
Eiweiß: 9 g ● Kohlenhydrate: 24 g ● Fett: 8 g

**1.** Melonenhälfte entkernen. Fruchtfleisch mit dem Kugelausstecher herauslösen, mit Zitronensaft mischen.

**2.** Vanilleschote längs aufschlitzen, das Mark herauskratzen und mit der Dickmilch verrühren. Die Mandeln mit Fruchtzucker und Zimtpulver vermischen.

**3.** Die Melonenkugeln anrichten, mit der Vanille-Dickmilch begießen und mit der Mandel-Zimt-Mischung bestreuen. **Carbs für Zähler pro Portion: 25**

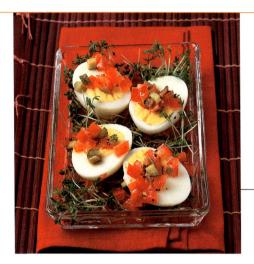

Hmmmm! Pikante Eierhälften. Eidotter liefert übrigens Cholin. Das transportiert Stresshormone zu den Fettzellen, um die Depots zu schmälern.

▶ **Snack**

## Pikante Eierhälften

**Pro Portion**
Eiweiß: 7 g ● Kohlenhydrate: 1 g ● Fett: 10 g

Für 2 Personen 2 hart gekochte Eier pellen, halbieren. 1 Sardellenfilet hacken. 1 kleine Tomate, 1 Cornichon würfeln. Sardelle, Tomate, Cornichon, 1 EL Essig, Salz, Pfeffer, 2 TL Olivenöl, 1 TL Leinöl verrühren. Auf den Eiern verteilen. **Carbs für Zähler pro Portion: 0**

▶ **Drink**

## Brombeer-Smoothie

**Pro Drink**
Eiweiß: 15 g ● Kohlenhydrate: 31 g ● Fett: 9 g

Für 2 Drinks 200 g TK-Brombeeren mit dem Saft von 2 Orangen und 2 TL Honig pürieren. 2 EL Hefeflocken, ¹/4 TL Zimtpulver und 150 ml Sojadrink untermixen. **Carbs für Zähler pro Drink: 20**

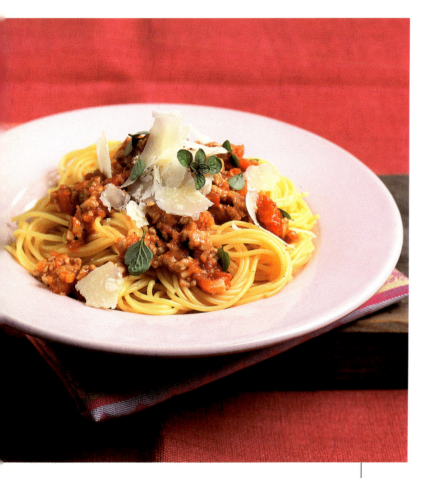

Kalb heißt: gut verdauliches Eiweiß, fettarm, viele B-Vitamine, Eisen und Zink und viel gesünder als Schwein oder Rind. Darum steckt es in unserer Bolognese.

▶ **Kalte Küche**

## Fenchel-Grapefruit-Salat

**Für 2 Personen**

*1 Fenchelknolle (etwa 200 g)*
*2 TL Zitronensaft*
*1 rosa Grapefruit*
➔ *150 g Räuchermakrelenfilet*
*1 EL Weißweinessig*
*$1/2$ TL scharfer Senf*
*1 TL flüssiger Akazienhonig*
*Salz*
*schwarzer Pfeffer*
*1 EL Olivenöl*

**Pro Portion**
**Eiweiß: 18 g ● Kohlenhydrate: 10 g ● Fett: 16 g**

**1.** Den Fenchel waschen, Fenchelgrün abschneiden und beiseite legen. Die Knolle halbieren und den Strunk keilförmig herausschneiden. Fenchel in sehr schmale Streifen schneiden oder auf der Rohkostreibe fein raspeln. Mit dem Zitronensaft beträufeln.

**2.** Die Grapefruit samt der weißen Haut schälen, in Scheiben schneiden und diese vierteln, dabei den abtropfenden Saft auffangen. Makrele enthäuten, in mundgerechte Stücke schneiden.

**3.** Den Essig mit abgetropftem Grapefruitsaft, Senf, Honig, Salz, Pfeffer und Öl verrühren. Fenchel, Grapefruit und Makrelenstücke darin vorsichtig wenden. Das Fenchelgrün hacken und über den Salat streuen.

Carbs für Zähler pro Portion: 10

**B E I L A G E :** pro Portion 1 $1/2$ Scheiben Pumpernickel (60 g)     Carbs für Zähler pro Portion: 20

▶ **Warme Küche**

# Spaghetti mit Kalb-Bolognese

Für 2 Personen

→ *1 Kalbschnitzel (etwa 200 g)*
*1 kleine Zwiebel*
*1 Knoblauchzehe*
*1 EL Olivenöl*
*50 g TK-Suppengrün*
*Salz • schwarzer Pfeffer*
*1 Dose geschälte Tomaten (240 g Abtropfgewicht)*
*1/2 TL getrockneter Oregano*
*100 g Spaghetti*
*2 EL geriebener Parmesan*

Pro Portion
Eiweiß: 32 g • Kohlenhydrate: 43 g • Fett: 8 g

**1.** Das Kalbschnitzel trockentupfen, erst in dünne Streifen schneiden, dann fein hacken. Zwiebel und Knoblauch schälen, beides fein würfeln.

**2.** Das Öl erhitzen, Fleisch darin bei schwacher Hitze 3 Min. braun anbraten. Zwiebel, Knoblauch und Suppengrün zufügen und 5 Min. mitbraten, bis die Zwiebeln glasig sind. Salzen und pfeffern.

**3.** Tomaten samt Saft unterrühren und mit einem Kochlöffel zerdrücken. Mit Oregano würzen. Aufkochen und zugedeckt bei schwacher Hitze 15 Min. köcheln lassen, dann offen in weiteren 10 Min. fertig garen.

**4.** Inzwischen die Spaghetti in reichlich kochendem Salzwasser nach Packungsangabe bissfest garen. Abgießen, kurz abtropfen lassen und auf zwei Tellern anrichten. Die Bolognese darauf verteilen. Den Parmesan darüber streuen.         Carbs für Zähler pro Portion: 35

---

**SPEZIAL-TIPP**

## ANTIPASTI FÜR DEN BÜROVORRAT

Für Antipasti gibt es immer einen Grund: Sie sind gesund, köstlich – und nichts geht schneller. Glas öffnen, einfach rausgabeln. Schmeckt warm wie kalt und ist transportfähig. Davon sollte immer ein Glas im Büro stehen. Lassen Sie Ihre Kollegen mal probieren. Vielleicht wechseln Sie sich dann mit der Herstellung ab.

**Für 2 Vorratsgläser (4 Portionen):**
Den Backofen auf 200° (Umluft, 180°) vorheizen.
2 große Zucchini waschen und in etwa 1 cm dicke Scheiben schneiden. 4 Zwiebeln schälen und achteln.
2 rote und 4 gelbe Paprikaschoten waschen, halbieren, putzen und längs in etwa 3 cm breite Streifen schneiden. Je 2 Zweige Rosmarin und Thymian waschen und trockenschütteln, die Nadeln bzw. Blättchen abzupfen. Das Gemüse mit den Kräutern in eine feuerfeste Form geben, salzen und pfeffern und mit 8 EL Olivenöl beträufeln. Das Gemüse im heißen Ofen (Mitte) ca. 20 Min. backen, bis es braune Röststellen bekommt. Gemüse aus dem Ofen nehmen, mit 6 EL Aceto balsamico ablöschen und weitere 5–10 Min. im Ofen backen. Heiß oder kalt genießen!
In saubere Schraubgläser abfüllen. Gut verschlossen und mit Olivenöl bedeckt halten sich die Antipasti ca. 1 Woche.

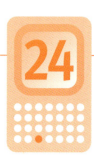

# 24

# 4. Woche

## Ist das **alles** da?

### FRISCH

*60 g Magerquark, 100 g Buttermilch, 150 g Naturjoghurt, 100 g fester Tofu, 1 Tomate, 100 g grüne Bohnen (ersatzweise TK), 80 g Mungobohnensprossen, 150 g Austernpilze, frischer Ingwer, 1 rote Chilischote, 1 Bund Schnittlauch, Petersilie, 1 Ei, 100 g Erdbeeren (ersatzweise TK), 100 g Mango, 1 Orange, 1 Limette, 1 Hähnchenbrustfilet, Vollkornbrot, 2 kleine Kartoffeln, Zutaten für den Salat*

### VORRAT

*Rapsöl/Erdnussöl, Meersalz, schwarzer Pfeffer, Akazienhonig, Leinsamen, Hefeflocken, ungesüßte Kokosmilch (Dose), Erdnussmus mit Stücken, Sojasauce, Fischsauce, Sambal oelek, Hühnerbrühe, Parboiled-Naturreis*

### SONSTIGES

*Frischhaltebox, Zitrone, gereiftes Sesamöl, Weizenkeime, Gemüsesaft, Nüsse*

## Das falsche Vorbild

Es gibt Frauen, die hängen ein Bild von sich an den Kühlschrank, da waren sie schlank und 20. Nun sind sie 45 – und wollen wieder dort hin. Oder sie gucken sich an und sagen: Ich möchte wie Heidi Klum aussehen. Unsinn. Wir haben alle unsere Gene, wir sind alle anders veranlagt. Jeder Mensch hat einen individuellen Stoffwechsel, seinen eigenen Körperbau. Daran kann man arbeiten. Aber sich nicht an falschen Vorbildern abrackern. Susanne Fröhlich (Moppel-Ich) sagt: »Das ist ganz schlecht. Dann ist man Mops und depressiv.« Sie rät: Kleine Ziele setzen, sich dafür Zeit nehmen, sich niemals für ein Fehlverhalten bestrafen, sondern das gute Verhalten belohnen. Und sich niemals kasteien.« Sehr gut. Der Meinung sind wir auch.

## Tag 24 – und noch immer kein Schnitzel …

Warum gibt's hier denn nicht mal ein Schweineschnitzel, kein Rindersteak? Ganz einfach: Weil Sie das sowieso essen. Im Restaurant, in der Kantine, auf der Einladung … Und einmal in der Woche langt das. Denn Schwein und Rind liefern Arachidonsäure. Zu viel davon macht den Menschen dick und krank. Und dass die ganzen Fleischskandale nicht auch noch auf Ihrem Teller liegen, dafür sorgt »Bio« oder das Vertrauen zu Ihrem Metzger. Den sollten Sie immer über Herkunft seiner Produkte und Aufzucht der Tiere fragen.

## Erklimmen Sie die oberste Fatburnerstufe

Bauen Sie Treppen in Ihr Leben ein. Treppensteigen regt den Kreislauf an und kräftigt Ihre Beinmuskulatur. 10 Min. Treppensteigen verbrennt 75 kcal, macht im Jahr 27 375 – das entspricht etwa 2 1/2 Kilo Fettpölsterchen, die einfach so dahinschmelzen. Und wo finden Sie die Treppen? Überall. Bauen Sie sie einfach trickreich ein. Suchen Sie im Büro nicht die nächstgelegene Toilette, die 2 Stockwerke höher ist Ihre erste Wahl.

▶ **Frühstück**

## Spiegelei auf Schnittlauchbrot

**Für 1 Person**

*1/2 Bund Schnittlauch*
→ *2 EL Magerquark (etwa 60 g)*
*1 große Scheibe Vollkornbrot (60 g)*
*1 Tomate • 1 TL Rapsöl*
→ *1 Ei*
*Salz • schwarzer Pfeffer*

Eiweiß: 18 g • Kohlenhydrate: 29 g • Fett: 8 g

**1.** Den Schnittlauch waschen, trockenschütteln und in feine Röllchen schneiden. Den Quark auf dem Brot verstreichen und die Schnittlauchröllchen darüber streuen.

**2.** Die Tomate waschen und quer halbieren. Öl in einer Pfanne erhitzen. Ei aufschlagen und so lange braten, bis es gestockt ist. Tomate mitbraten. Spiegelei salzen, pfeffern und auf dem Brot anrichten. Tomatenhälften dazu servieren.                    Carbs für Zähler: 20

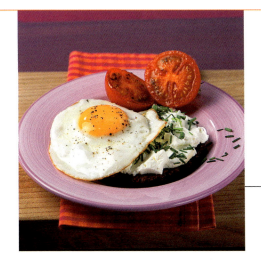

Kleiner strammer Max: Schnittlauch (statt Schinken) würzt das Spiegelei auf Brot mit Folsäure, Kalium, Eisen – für mehr Energie, für ein gesundes Herz.

---

### GUT ZU WISSEN

- Statt Spiegelei können Sie auch 1 Ei mit 2 EL Milch verquirlen, salzen, pfeffern und daraus mit 1 TL Öl in der heißen Pfanne ein Omelett backen.
- Gado-Gado ist ein indonesischer Gemüsesalat, den Sie je nach Marktangebot mit anderen Sorten variieren können, z.B. Kohlrabi, Möhren, Chinakohl, Salatgurke.
- Etwas Zitronengras und 1–2 Zitronenblätter hinein, Koriandergrün obendrauf – so wird die Suppe noch thaitypischer.

▶ **Snack**

## Erdbeerjoghurt

Eiweiß: 7 g • Kohlenhydrate: 15 g • Fett: 4 g

100 g Erdbeeren (frisch oder TK) waschen, putzen und klein schneiden. Gefrorene Erdbeeren auftauen lassen. Mit 1 TL Akazienhonig im Mixer pürieren. 150 g Naturjoghurt unterrühren. In ein Kelchglas füllen, 1 Std. kalt stellen. Mit 1 TL Leinsamen bestreuen und löffeln.
Carbs für Zähler: 10

▶ **Drink**

## Tropencocktail

Eiweiß: 7 g • Kohlenhydrate: 35 g • Fett: 1 g

1 Stück Mango (etwa 100 g) schälen und klein schneiden. Mit dem Saft von 1 kleinen Orange und 1 TL Akazienhonig im Mixer fein pürieren. Mit 100 g Buttermilch und 1 EL Hefeflocken kurz mixen.
Carbs für Zähler: 30

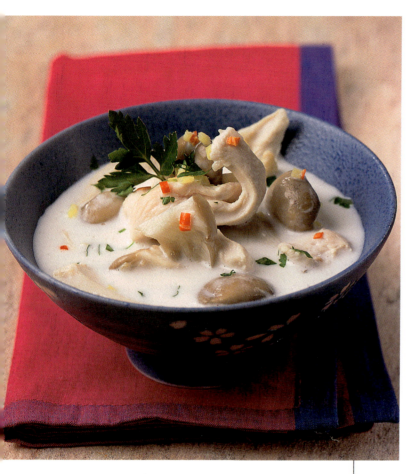

Thai-Suppe mit Austernpilzen. So köstlich, dass es dumm ist, sich nicht einen großen Topf zu kochen und portionsweise einzufrieren. Austernpilze sind hervorragende Eiweißlieferanten – und beugen Krebs vor.

▶ **Kalte Küche**

## Blitz-Gado-Gado

Für 1 Person

*100 g grüne Bohnen (frisch oder TK)*
*Salz*
→ *80 g Mungobohnensprossen*
→ *100 g fester Tofu*
*2 TL Erdnuss- oder Rapsöl*
*$^1/_8$ l ungesüßte Kokosmilch (Dose)*
*1 EL Erdnussmus mit Stückchen (Reformhaus)*
*1–2 TL Sojasauce*
*1 TL Limettensaft*
*$^1/_2$ TL Sambal oelek*

Eiweiß: 20 g ● Kohlenhydrate: 14 g ● Fett: 24 g

**1.** Die Bohnen waschen, putzen und halbieren. Frische oder gefrorene Bohnen in kochendem Salzwasser in 10 Min. garen. Sprossen abbrausen und abtropfen lassen. Den Tofu vierteln.

**2.** Das Öl erhitzen, den Tofu darin 5 Min. von allen Seiten braun anbraten. Den Tofu herausnehmen und auf Küchenpapier abtropfen lassen, in Scheiben schneiden. Die Bohnen abgießen und abtropfen lassen.

**3.** Für die Sauce die Kokosmilch mit Erdnussmus unter Rühren 2–3 Min. köcheln lassen, mit Salz, Sojasauce, Limettensaft und Sambal oelek abschmecken. Gemüse mit dem Tofu anrichten und mit der Erdnusssauce überziehen.  Carbs für Zähler: 5

**B E I L A G E :**  2 kleine Pellkartoffeln (100 g) geschält und in Scheiben geschnitten  Carbs für Zähler: 20

▶ **Warme Küche**

# Thai-Suppe mit Austernpilzen

Für 1 Person

→ *120 g Hähnchenbrustfilet*
→ *150 g Austernpilze*
*1 Stück frischer Ingwer (haselnussgroß)*
*1 kleine rote Chilischote*
*75 ml ungesüßte Kokosmilch (Dose)*
*200 ml Hühnerbrühe*
*1 EL Limettensaft*
*1 EL Fischsauce (Asienregal)*
*3 Stängel Petersilie*

Eiweiß: 43 g ● Kohlenhydrate: 6 g ● Fett: 7 g

**1.** Das Hähnchenbrustfilet waschen, trockentupfen und in feine Streifen schneiden. Austernpilze putzen und in mundgerechte Stücke schneiden. Ingwer schälen und fein würfeln. Chilischote waschen, halbieren, entkernen und winzig klein würfeln.

**2.** Die Kokosmilch mit der Brühe in einem Topf erhitzen. Ingwer und Chilischote dazugeben und 2 Min. köcheln lassen. Fleisch und Pilze zufügen und offen bei mittlerer Hitze in 5 Min. garen. Die Suppe mit Limettensaft und Fischsauce abschmecken. Die Petersilie waschen und trockenschütteln, die Blättchen grob hacken und darüber streuen.        Carbs für Zähler: 0

**EINLAGE:** 30 g Parboiled-Naturreis nach Packungsangabe garen, abgießen und zum Schluss in die Suppe geben.        Carbs für Zähler: 20

**VARIANTE:** Das Hähnchenbrustfilet können Sie auch mal durch Rotbarsch- oder Kabeljaufilet ersetzen.

SPEZIAL-TIPP

## ENERGIE IN 5 MINUTEN

Kennen Sie das Gefühl: Es ist Mittagszeit, kurz nach dem Essen, und Sie befinden sich in einem tiefen, tiefen Loch. Jetzt wäre ein Mittagsschlaf genau das Richtige. Geht aber nicht – weil Ihr Arbeitgeber dafür kein Verständnis aufbringt. Dann schütteln Sie sich, um frischen Sauerstoff und Energie zu tanken. Dauert nur fünf Minuten und vertreibt Ihr Mittagstief.

● **Gute-Laune-und-mehr-Frische-Übung:** Ihre Füße stehen schulterbreit auseinander, Ihr Körper ist aufrecht. Nun drücken Sie sich aus den Fußgelenken nach oben ab und kehren sanft mit den Fersen zum Boden zurück. Sie federn. Verlagern Sie dabei das Gewicht abwechselnd von einem auf das andere Bein. Sie atmen ruhig, die Arme schlackern entspannt neben dem Körper. Lockern Sie so alle Gelenke von oben bis unten. Anschließend setzen Sie sich und spüren Ihren Atem: tief einatmen, lange ausatmen. Wiederholen Sie das 2–3 Atemzüge lang.

● **Bringt-den-Kreislauf-in-Schwung-Übung:** Stellen Sie sich aufrecht hin, Ihre Füße etwa schulterbreit auseinander, Po– und Bauchmuskeln sind leicht angespannt. Führen Sie während Sie einatmen die gestreckten Arme vor dem Körper über den Kopf. Nun atmen Sie kraftvoll aus, wobei Ihre Arme nach unten – seitlich am Körper entlang – nach hinten schwingen. Gehen Sie mit der Bewegung leicht in die Knie. Rücken und Hüftgelenke federn ebenfalls mit. Während Sie erneut einatmen, richten Sie sich wieder mit Armen und Oberkörper nach oben auf. Wiederholen Sie die Übung 8–10-mal. Durch die intensive Atmung kann es sein, dass Ihnen etwas schwindelig wird. Keine Sorge, das Gefühl verschwindet von alleine wieder.

# 4. Woche

## Ist das **alles** da?

### FRISCH

*150 g Himbeeren (ersatzweise TK), 1 Apfel, 1 Zitrone, 125 g Magerquark, 75 g Naturjoghurt, saure Sahne, 250 g Buttermilch, $1/8$ l Milch, 30 g Rettich- oder Radieschensprossen, 1 kleiner Chicorée, 2 Kopfsalatblätter, 1 Tomate, 1 Stange Lauch, $1/8$ l Espresso, 1 Roggen-Vollkornbrötchen, 80 g gegarte Hähnchenbrust (Aufschnitt), 150 g Kabeljaufilet, Zutaten für den Salat*

### VORRAT

*Akazienhonig, Sonnenblumenkerne, Vollkornhaferflocken, Senf, Meersalz, schwarzer Pfeffer, Kakaopulver, Vollrohrzucker, Hefeflocken, Tomatenketchup, Gemüsebrühe, Olivenöl, rote Linsen*

### SONSTIGES

*Pergamentpapier, Frischhaltebox, frischer Ingwer, gereiftes Sesamöl, Weizenkeime, Leinsamen, Gemüsesaft, Nüsse*

## Konzentration schulen

Das kennen Sie: Sie wollen sich auf etwas konzentrieren und schweifen mit den Gedanken ab. Gedanklich sind Sie im morgigen Meeting, bügeln Ihre Wäsche, ärgern sich über Ihren Partner. Das typische Syndrom in unserer Gesellschaft: Multitasking. Wir sind nicht mehr in der Lage, uns auf eine Sache zu konzentrieren. Beim Essen sehen wir fern, beim Lesen hören wir Musik, beim Autofahren telefonieren wir – und nun machen wir beim Zähneputzen noch Kniebeugen. Das Gehirn verweilt viel zu selten im Augenblick. Vergangenheit und Zukunft stressen uns mehr. Konzentration kann man schulen. Mit Meditation oder mit Fingerfertigkeit. Vielleicht liegt Ihnen das: Bauen Sie mal ein Kartenhaus, das nimmt Ihr ganzes Konzentrationsvermögen in Anspruch. Vielleicht knabbern Sie gerne Kräuter und legen sich einen kleinen Kräutergarten an (Spezial-Tipp Seite 127). Auch das schult die Sinne auf den Augenblick.

## Kleine Oase am Schreibtisch

Mit einem Topf Basilikum auf dem Schreibtisch schlagen Sie dem Stressteufel ein Schnippchen. In der Naturheilkunde gilt Basilikum als eines der wirksamsten Beruhigungsmittel. Einfach mal kurz dran schnuppern oder genüsslich ein Blättchen knabbern. Das entspannt sofort, besser als jeder Schokoriegel.

## Übung für Balance und Kraft

Sie brauchen dazu eine wackelige Unterlage (ein Schaumstoffkissen oder einen Medizinball). Stellen Sie sich mit einem Bein auf diese Unterlage. Mit den Armen halten Sie das Gleichgewicht. Jetzt beugen Sie langsam das Knie des Standbeins (einbeinige Kniebeuge), und kehren langsam wieder in die Ausgangsposition zurück. Machen Sie 10 Kniebeugen, dann wechseln Sie das Bein (das schult beide Gehirnhälften). Geübte versuchen die Übung mit geschlossenen Augen.

▶ **Frühstück**

# Himbeerquark mit Kernen

Für 1 Person

*150 g Himbeeren (ersatzweise TK)*
*1 TL flüssiger Akazienhonig*
*1 TL Zitronensaft*
➜ *125 g Magerquark*
*2 TL Sonnenblumenkerne*
*1 EL Vollkornhaferflocken*

Eiweiß: 23 g ● Kohlenhydrate: 29 g ● Fett: 6 g

**1.** Die frischen Himbeeren verlesen, wenn nötig, kurz abbrausen und trockentupfen. Gefrorene Beeren auftauen lassen. Mit Honig und Zitronensaft vermengen.

**2.** Von den Himbeeren etwa ein Drittel abnehmen und fein zerdrücken. Quark untermischen. Die übrigen Himbeeren in einen Becher geben, Himbeerquark darauf verteilen. Sonnenblumenkerne hacken, mit Haferflocken darüber streuen. Carbs für Zähler: 20

## GUT ZU WISSEN

● Haben Sie morgens mehr Zeit? Dann rösten Sie die Sonnenblumenkerne in einer Pfanne an, bis sie duften. Auch fein: Gemahlener und gerösteter Mohn.

● Mit dem üppig belegten Sandwich wird Ihre Mittagspause zur Brotzeit. Wenn es keine schönen Tomaten gibt, stattdessen Radieschen oder Kohlrabi nehmen.

● Anstelle von Kabeljaufilet können Sie das Gemüse mit Rotbarschfilet zubereiten. Nach Belieben das Gemüse mit 1 EL Crème légère oder Schmand verfeinern.

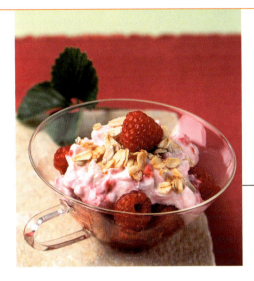

Himbeerquark kennen und mögen Sie. Mag jeder. Das Geheimnis hier: Sonnenblumenkerne. Sie senken Cholesterin, schützen die Zelle mit Vitamin E und Folsäure.

▶ **Snack**

# Chicorée mit Sprossencreme

Eiweiß: 7 g ● Kohlenhydrate: 8 g ● Fett: 4 g

30 g Radieschensprossen abbrausen und klein schneiden. Zwei Drittel davon mit 75 g Naturjoghurt und $1/2$ TL Senf und 1 EL Hefeflocken vermischen. Salzen und pfeffern. 1 kleinen Chicorée putzen, in Blätter zerlegen und mit der Creme anrichten. Mit den übrigen Sprossen bestreuen. Carbs für Zähler: 5

▶ **Drink**

# Coffee-Drink

Eiweiß: 3 g ● Kohlenhydrate: 21 g ● Fett: 2 g

$1/8$ l Milch mit 1 TL Kakaopulver und 2 TL Vollrohrzucker mit dem Schneebesen verrühren. Mit $1/8$ l kaltem Espresso aufgießen. 1 Apfel dazuessen.
Carbs für Zähler: 20

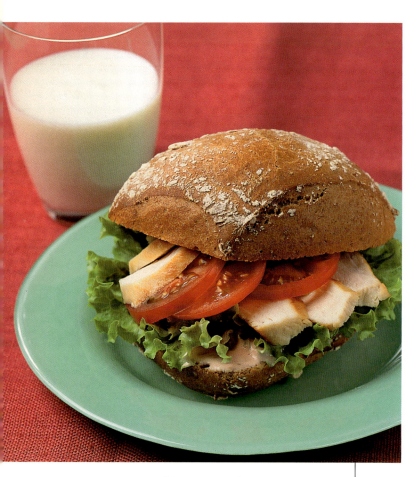

Lust auf GLYX-Fast-Food? Dann genießen Sie unser Hähnchen-Sandwich. Gefüllt mit Biostoffen von Salat und vollem Korn. Trinken Sie ein Glas Buttermilch dazu – und 70 Billionen Körperzellen sagen »Danke!«

▶ **Kalte Küche**

# Hähnchen-Sandwich

Für 1 Person

*2 Blätter Kopfsalat*
*1 kleine Tomate*
*1 EL saure Sahne*
*1 TL Tomatenketchup (Reformhaus)*
*Salz*
*schwarzer Pfeffer*
*1 Roggen-Vollkornbrötchen*
→ *80 g gegarter Hähnchenbrust-Aufschnitt*
→ *250 g Buttermilch*

Eiweiß: 31 g ● Kohlenhydrate: 33 g ● Fett: 4 g

**1.** Die Salatblätter waschen, putzen und trockenschleudern. Die Tomate waschen und in Scheiben schneiden.

**2.** Die saure Sahne mit dem Ketchup, Salz und Pfeffer verrühren. Das Brötchen aufschneiden und mit der Ketchup-Creme bestreichen. Die Salatblätter darauf legen.

**3.** Auf eine Brötchenhälfte Tomaten- und Hähnchenbrustscheiben schichten. Die andere Hälfte obendrauf setzen und das Brötchen fest in Pergamentpapier verpacken. Am Arbeitsplatz mit einem Glas kühler Buttermilch genießen. Carbs für Zähler: 30

**T I P P :** Nach Belieben zusätzlich noch 2 große Basilikumblätter grob zerpflücken und über die Tomatenscheiben streuen.

▶ **Warme Küche**

# Kabeljau auf Lauch-Linsen-Gemüse

Für 1 Person

→ *150 g Kabeljaufilet*
*Salz*
*schwarzer Pfeffer*
*3 TL Olivenöl*
*1 Stange Lauch (etwa 400 g)*
*$1/8$ l Gemüsebrühe*
*50 g rote Linsen*

Eiweiß: 39 g • Kohlenhydrate: 33 g • Fett: 21 g

**1.** Das Fischfilet waschen und trockentupfen, beidseitig salzen und pfeffern. In einer beschichteten Pfanne 2 TL Öl erhitzen. Das Fischfilet darin bei mittlerer Hitze pro Seite 4 Min. braten.

**2.** Inzwischen den Lauch putzen, gründlich waschen und schräg in etwa 2 cm dicke Stücke schneiden.

**3.** Das Fischfilet herausnehmen und abgedeckt warm halten. Das übrige Öl erhitzen, Lauch darin unter Rühren 3 Min. andünsten. Mit der Brühe ablöschen und 5 Min. dünsten. Die Linsen unter das Gemüse rühren und 5 Min. mitgaren. Mit Salz und Pfeffer würzen. Kabeljaufilet auf das Gemüse legen und zugedeckt kurz ziehen lassen. Carbs für Zähler: 30

**V A R I A N T E :** Wem das nicht reicht, kann 2 kleine Pellkartoffeln würfeln und unter das Gemüse mischen. Und würzen Sie das Gemüse doch mal mit Currypulver oder Kreuzkümmel.

---

**SPEZIAL-TIPP**

## GRÜNE FENSTERBANK

Der Volksmund sagt: Willst du ein Jahr glücklich sein – heirate. Willst du ein Leben lang glücklich sein, leg dir ein Kräutergärtchen an. Ein kleines Kräuterparadies braucht nicht mehr als ein Fensterbrett in der Küche.

- Wollen Sie viele Kräuter und Gesundheit ernten, wählen Sie zwei Fensterplätze, einen sonnigen und einen halbschattigen. Basilikum, Rosmarin, Dill, Salbei, Thymian, Kerbel und Schnittlauch entfalten erst an einem warmen, sonnigen Platz ihren vollen Geschmack. Sie freuen sich über ein Süd- oder Westfenster.

- Petersilie, Estragon, Kresse und Minze reichen auch ein Ost- oder Nord-Fenster.

- In den lichtarmen Monaten von November bis Februar, werfen nur Petersilie, Schnittlauch und Kresse eine reiche Ernte ab.

- Drehen Sie die Töpfe hin und wieder ein Stückchen, damit die Kräuter rundherum Sonne tanken. Das lässt die Blätter gleichmäßiger sprießen, erhöht Ihre Ernte.

- Bunter Blätterwald: Eine Komposition aus hellgrünen, dunkelgrünen, großblättrigen und kleinblättrigen Sorten bringt Abwechslung auf Ihren Fenstersims.

- Irdene Freuden: Mit Übertöpfen und Namensetikett geben Sie Ihrem Gärtchen den letzten Schliff. Aber Vorsicht: Kräuter mögen keine nassen Füße. Schütten Sie überschüssiges Wasser immer ab.

- Frostiges Kräuterglück: Frische Kräuter lassen sich prima einfrieren. Einfach waschen, trockenschütteln und die Blättchen abzupfen. Dann fein hacken und in Eiswürfelbehälter einfrieren. Bei Bedarf Kräuterwürfelchen portionsweise aus der Tiefkühltruhe holen.

# 4. Woche

## 26 + 27 + 28 Endspurt …

… wie fühlen Sie sich? Sie haben 25 Tage hinter sich, jede Menge gelernt. Nun dürfen Sie sich die Mahlzeiten der letzten drei Tage selbst zusammenstellen. Sie finden auf den folgenden Seiten 3 Frühstücke, 3 Snacks, 3 leichte Mahlzeiten und 3 warme Gerichte.

• Die täglichen Do's: Denken Sie an diesen 3 Tagen und auch in Ihrem neuen Leben an Gemüsesaft, Wassertrinken, Ingwerscheiben, Leinsamen, die was der Körperbraucht-Liste (Seite 12). Notieren Sie ihren Ruhepuls und Co. ins Tagebuch.

## Wunderbare Reflexe

• Neue Reflexe: Was fällt Ihnen beim Türrahmen, bei der Steckdose ein? Ganz genau: Muskeln aktivieren, dehnen, bewegen. Nun haben Sie einen Reflex. Sie sehen etwas – und tun ganz automatisch das Richtige. Genauso geht es Ihnen, wenn Sie einen Aufzug sehen, der treibt Sie auf die Treppe. Wenn Sie Ihre Karaffe Wasser sehen, dann trinken Sie. Ein Mixer erinnert Sie an viele bunte Vitalstoffe (Spezial-Tipp Seite 131). Und vielleicht liegt auf Ihrem Schreibtisch ein Flex-Band. Das setzen Sie auch ganz automatisch ein, reflexartig zwischendurch.

• Etiketten-Reflex: Wenn Sie im Supermarkt eine Packung in der Hand halten, werfen Sie reflexmäßig einen Blick aufs Etikett. Und lassen es zurückwandern, wenn es eine lange Zutatenliste mit vielen E-Nummern hat. Oder: Zucker oder Stärke an einen der drei ersten Stellen steht. Das, was am meisten enthalten ist, wird vorne aufgelistet. Auch wenn »gehärtete Fette« draufsteht, tun Sie das künftig Ihrer Gesundheit nicht an.

• Ein bisschen Zeit: Backen Sie doch ab und zu wieder Ihr GLYX-Brot, füllen Sie die Vorratsdose fürs Müsli auf. Und wenn Sie das Pesto (Spezial-Tipp Seite 133) auf Vorrat haben, dann gibt das immer eine »schnelle Nudel«.

• 100-Kalorien-Extra: Freuen Sie sich über jede kleine Bewegungseinheit, die Fett verbrennt (siehe Kasten).

▶ **Frühstück**

# Quark-Himbeer-Müsli

**Für 1 Person**

*1/8 l Milch*
*2 EL Weizen- oder Haferflocken*
*125 g Himbeeren (frisch oder TK)*
➜ *125 g Magerquark*
*2 TL Ahornsirup • 1 EL Haselnüsse*

Eiweiß: 24 g • Kohlenhydrate: 37 g • Fett: 11 g

**1.** Milch erwärmen. Flocken mit Milch übergießen und 10 Min. quellen lassen. Die frischen Himbeeren verlesen, wenn nötig, waschen und trockentupfen. Gefrorene Beeren auftauen lassen. Quark mit Ahornsirup und Flockenmischung verrühren, Himbeeren unterheben. Nüsse hacken und drüberstreuen.          Carbs für Zähler: 35

▶ **Frühstück**
## Brötchen mit Camembert-Birnen

Für 1 Person

→ *50 g magerer Camembert*
*1 kleine Birne*
*1 TL flüssiger Akazienhonig*
*1 TL Limettensaft*
*2 Walnusskerne*
*schwarzer Pfeffer*
*1 Roggenbrötchen*
*1 TL Walnussöl*

Eiweiß: 16 g • Kohlenhydrate: 50 g • Fett: 13 g

**1.** Camembert in dünne Scheiben schneiden. Birne waschen, vierteln, entkernen und längs in Spalten schneiden. Camembert abwechselnd und überlappend anrichten.

**2.** Honig und Limettensaft verrühren. Nüsse hacken und untermischen, auf den Camembert-Birnen verteilen. Mit Pfeffer übermahlen.

**3.** Das Brötchen durchschneiden, die Schnittflächen auf dem Toaster rösten. Mit dem Walnussöl beträufeln und dazu servieren.          Für Carb-Zähler: 45

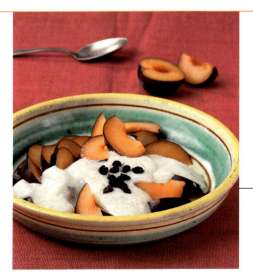

Grießbrei auf Pflaumen. Eine Ode an die Kindheit, für all die, die gerne süß den Tag beginnen. Fruchtzucker lockt Serotonin, das Hormon der guten Laune.

▶ **Frühstück**
## Grießbrei auf Pflaumen

Für 1 Person

*150 g Pflaumen (ersatzweise Pfirsich oder Birne)*
*2 TL Zitronensaft*
*1/4 l Milch • 1 Prise Salz*
*2 EL Weizen-Vollkorngrieß*
*1 TL flüssiger Akazienhonig*
*1 TL Korinthen*

Eiweiß: 8 g • Kohlenhydrate: 38 g • Fett: 3 g

**1.** Pflaumen waschen, halbieren, entsteinen, in Spalten schneiden, anrichten, mit Zitronensaft beträufeln. Milch mit Salz aufkochen lassen. Den Grieß einstreuen und bei schwacher Hitze 5 Min. quellen lassen. Den Honig unterrühren.

**2.** Den Grießbrei etwas abkühlen lassen, auf die Pflaumen geben, mit den Korinthen bestreuen.
          Carbs für Zähler: 35

# 4. Woche

▶ **3 X DRINKS**

## Erdbeer-Kefir-Drink

Eiweiß: 9 g ● Kohlenhydrate: 14 g ● Fett: 3 g

80 g Erbeeren (ersatzweise TK) putzen oder auftauen lassen, mit 200 g Kefir im Mixer fein pürieren. Mit 1 TL Ahornsirup, $1/4$ TL gemahlener Vanille und 1 EL Hefeflocken kurz mixen. **Carbs für Zähler: 10**

## Papayacocktail

Eiweiß: 6 g ● Kohlenhydrate: 26 g ● Fett: 1 g

$1/2$ kleine reife Papaya schälen, entkernen und klein schneiden. Mit dem Saft von 1 Orange, 1 EL Limettensaft und 1 TL Akazienhonig im Mixer fein pürieren. 125 g Buttermilch und 1 EL Hefeflocken dazugeben und kurz schaumig mixen. **Carbs für Zähler: 25**

## Gemüsecocktail

Eiweiß: 6 g ● Kohlenhydrate: 12 g ● Fett: 2 g

1 Tomate überbrühen, häuten und hacken. 1 Minigurke schälen und klein würfeln. Tomate und Gurkenwürfel mit 50 ml Karottensaft und 1 EL Limettensaft im Mixer fein pürieren. Mit 100 g Kefir und 1 EL Hefeflocken kurz mixen. Salzen und pfeffern. **Carbs für Zähler: 5**

▶ **3 X SNACKS**

## Papaya-Salsa auf Frischkäse

Eiweiß: 14 g ● Kohlenhydrate: 7 g ● Fett: 6 g

$1/2$ reife Papaya entkernen, schälen und klein würfeln. Mit 1 EL Limettensaft, 2 TL Olivenöl und 1 klein gewürfelten roten Chilischote mischen. Salzen und pfeffern. Auf 100 g körnigem Frischkäse anrichten. **Carbs für Zähler: 5**

## Roastbeef-Röllchen

Eiweiß: 20 g ● Kohlenhydrate: 2 g ● Fett: 8 g

3 Scheiben Roastbeef (etwa 30 g) nebeneinander legen. 75 g Magerquark, 1 EL Wasser, 1 TL Leinöl und 2 TL geriebenen Meerrettich (Glas) verrühren, salzen und pfeffern. Roastbeefscheiben damit bestreichen und aufrollen. **Carbs für Zähler: 0**

## Rettichrohkost

Eiweiß: 4 g ● Kohlenhydrate: 5 g ● Fett: 9 g

120 g Rettich putzen, schälen, grob raspeln und mit Salz bestreuen. 100 g Dickmilch mit je 1 TL Essig, Leinöl und Olivenöl verrühren und pfeffern. Über den Rettichraspeln verteilen. Mit 1 EL Schnittlauchröllchen bestreuen. **Carbs für Zähler: 0**

▶ **Kalte Küche**

## Quinoasalat mit Hähnchenbrustfilet

Für 1 Person

*1/4 l Gemüsebrühe*
*40 g Quinoa (Reformhaus)*
→ *1 Hähnchenbrustfilet (etwa 120 g)*
*150 g Zucchini • 1 EL Olivenöl*
*Salz • schwarzer Pfeffer*
*1 1/2 TL Currypulver*
*2 EL Zitronensaft*
*1/2 Bund Schnittlauch*

Eiweiß: 35 g • Kohlenhydrate: 32 g • Fett: 14 g

1. Brühe aufkochen lassen, Quinoa einstreuen und zugedeckt 15 Min. quellen lassen, abgießen und abtropfen lassen. Hähnchenbrustfilet waschen, trockentupfen und in feine Streifen schneiden. Zucchini waschen, putzen, längs halbieren und in dünne Scheiben schneiden.

2. Das Öl in einer Pfanne erhitzen, Hähnchenbrustfilet darin unter Rühren in 3–4 Min. goldbraun braten. Herausnehmen, salzen und pfeffern. Zucchini im übrigen Bratfett 3 Min. andünsten, mit 1 TL Currypulver würzen.

3. Fleisch und Zucchini unter den Quinoa mischen. Mit Zitronensaft, Salz, Pfeffer und übrigem Currypulver würzen. Schnittlauch waschen, in feine Röllchen schneiden und untermischen.                    Carbs für Zähler: 30

**T I P P :** Quinoa, das hirseähnliche Korn aus Südamerika, lässt sich gut durch Amaranth ersetzen. Hirse ist wegen seines hohen GLYX weniger gut geeignet.

---

**SPEZIAL-TIPP**

### ESSEN SIE BUNT

Wissen Sie, warum Sie täglich 1 Glas Gemüsesaft trinken? Einen großen Salat essen? Und noch 1 Portion Gemüse und 2 Portionen Obst? Weil das die beste Lebensversicherung ist, die es gibt: Sie tanken sekundäre Pflanzenstoffe, die Farb-, Duft- und Aromastoffe der Pflanze.

● Wer täglich aus allen Farben der Natur schöpft, beugt Herz-Kreislauf-Erkrankungen und Krebs vor, schützt sich vor freien Radikalen, Viren, Bakterien und Pilzen. Jedes Pflänzchen hat seine Geheimwaffe:

● Polyphenole finden sich in fast allen Pflanzen. Als Radikaljäger schützen Sie unsere Zellen vor oxidativem Stress. Viren und Herz-Kreislauf-Erkrankungen bieten Sie Paroli. Senken sogar das Krebsrisiko.

● Flavonoide enthalten alle Obst- und Gemüsesorten mit intensiven Farben. Ihr Spezialgebiet ist der Immunschutz. Als Helferlein des Immunsystems vervielfachen sie die Wirkung von Vitamin C.

● Rote, gelbe und orange Farbschattierungen von Tomaten, Aprikosen und Johannisbeeren deuten auf die Anwesenheit von Carotinoiden hin. Diese »rote Armee« bildet Abwehrzellen, ihre Untereinheit Beta-Carotin bietet UV-Schutz.

● Sulfide in Zwiebeln und Knoblauch entfalten Ihre antibakterielle Wirkung mit Hilfe von Schwefel. Eine Untergruppe, die Saponine, stärken Ihr Immunsystem.

Es gibt übrigens auch Pflanzenextrakte aus Flasche oder Kapsel. Diese können dann hilfreich sein, wenn Sie sie als Ergänzung zur Nahrung sehen.

# 4. Woche

▶ Kalte Küche

## Kräuter-Radieschen-Forellen

Für 1 Person

→ 125 g Magerquark
2 EL saure Sahne
1 Schalotte
1 kleine Gewürzgurke
Salz • schwarzer Pfeffer
je 1/4 Bund Schnittlauch und Dill
→ 120 g Räucherforellenfilet
80 g Radieschen

Eiweiß: 46 g • Kohlenhydrate: 9 g • Fett: 9 g

**1.** Für die Sauce den Quark mit der sauren Sahne glatt rühren. Schalotte schälen und fein würfeln. Gurke in dünne Scheibchen schneiden. Beides unter den Quark rühren, mit Salz und Pfeffer abschmecken.

**2.** Kräuter waschen und trockenschütteln. Schnittlauch in feine Röllchen schneiden und Dill fein hacken. Kräuter mischen, Forellenfilet beidseitig darin wenden.

**3.** Die Radieschen waschen, putzen und in dünne Scheiben schneiden, salzen. Mit den Kräuter-Forellen und der Quarkcreme anrichten.  Carbs für Zähler: 0

**B E I L A G E :**  2 Scheiben Vollkorn-Baguette (60 g)
Carbs für Zähler: 20

**T I P P :**  Mögen Sie es lieber kräftiger? Dann wenden Sie für das Mittagessen statt Räucherforelle zwei kleine Matjesfilets in den Kräutern.

▶ Kalte Küche

## Spinatsalat mit Ziegenkäse

Für 1 Person

100 g zarter Blattspinat
2 getrocknete in Öl eingelegte Tomaten
2 EL Zitronensaft
1 EL Rotweinessig
1 TL flüssiger Akazienhonig
Salz
schwarzer Pfeffer
1/4 TL gemahlene Vanille
1 EL Walnussöl
→ 1 junger Ziegenkäse (etwa 80 g)
1 TL Olivenöl
1 TL Pinienkerne

Eiweiß: 20 g • Kohlenhydrate: 11 g • Fett: 33 g

**1.** Spinat waschen, abtropfen lassen. Tomaten abtropfen lassen, fein würfeln. Zitronensaft mit Essig, Honig, Salz, Pfeffer, Vanille, Walnussöl und 2 EL Wasser verrühren. Tomaten untermischen, Spinat darin wenden. Salat anrichten, mit Pfeffer übermahlen.

**2.** Den Grill vorheizen. Ziegenkäse quer in 2 Scheiben schneiden, mit Olivenöl bestreichen, 1–2 Min. unter dem Grill backen. Auf dem Salat anrichten und mit Pinienkernen bestreuen.  Carbs für Zähler: 5

**B E I L A G E :**  2 Scheiben geröstetes Vollkornbrot (60 g)
Carbs für Zähler: 20

**T I P P :**  Für mehr Aroma die Pinienkerne vorher anrösten.

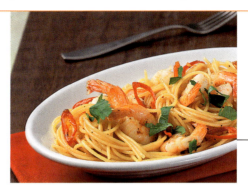

Garnelen-Spaghetti aglio e olio – gesund essen, genießen, gute Laune tanken und dabei schlank werden.

▶ **Warme Küche**

## Garnelen-Spaghetti aglio e olio

Für 1 Person

*50 g Spaghetti*
*Salz*
*2 Knoblauchzehen*
*1 rote Peperoni*
→ *125 g rohe geschälte Riesengarnelen (frisch oder TK)*
*2 EL Olivenöl*
*schwarzer Pfeffer*
*3 Stängel Petersilie*

Eiweiß: 30 g ● Kohlenhydrate: 40 g ● Fett: 18 g

**1.** Spaghetti in kochendem Salzwasser nach Packungsangabe bissfest garen.

**2.** Inzwischen den Knoblauch schälen und in dünne Scheibchen schneiden. Die Peperoni waschen, putzen, entkernen und in feine Ringe schneiden. Die Garnelen waschen und trockentupfen.

**3.** Das Öl in einer Pfanne erhitzen. Garnelen, Knoblauch und Peperoni darin bei schwacher Hitze unter Wenden in 5 Min. leicht anbraten.

**4.** Nudeln abgießen, in die Pfanne geben und mit den Garnelen vermengen, kräftig pfeffern. Petersilie waschen und trockenschütteln, die Blättchen hacken und darüber streuen. Carbs für Zähler: 35

**TIPP:** Spaghetti aglio e olio, mit Knoblauch und Olivenöl ist ein klassisches Blitzgericht, das auch ohne Garnelen prima schmeckt.

**SPEZIAL-TIPP**

### VORRAT

Sie brauchen eine Blitzsauce für Pasta, die sich auch als Brot- oder Crostiniaufstrich eignet? Hier zwei tolle Rezepte:

**Pesto rosso für 1 Glas ($1/2$ l Inhalt)**
2 EL Pinienkerne und 2 EL ganze Mandeln ohne Fett rösten. 1 Hand voll Rucola putzen, waschen, trockenschütteln. 2 Knoblauchzehen schälen. 300 g getrocknete Tomaten in Öl mit dem Öl in eine große, hohe Schüssel geben. Pinienkerne, Mandeln, Rucola, Knoblauch, 50 g geriebenen Parmesan, 10 Basilikumblätter, Salz, Pfeffer und 4 EL Olivenöl dazugeben und pürieren.

**Pesto verde für 1 Glas ($1/2$ l Inhalt)**
4 EL Pinienkerne ohne Fett rösten. 2 Knoblauchzehen schälen, 3 Bund gemischte Kräuter (Basilikum, Rucola, Petersilie, Bärlauch, Brunnenkresse) waschen, trockenschütteln, wenn nötig, Blättchen abzupfen. Pinienkerne, Knoblauch, Kräuter, 100 ml Olivenöl, 50 g geriebener Parmesan, Salz und Pfeffer im Mixer glatt pürieren.

**Tipp:** Sollte das Pesto nach dem Pürieren zu trocken sein, etwas Olivenöl dazugeben. Schmecken Sie das Pesto nochmals ab und füllen es in ein Schraubglas. Bedecken Sie das Pesto mit etwas Olivenöl, so verschlossen hält es sich im Kühlschrank mindestens 1 Woche.

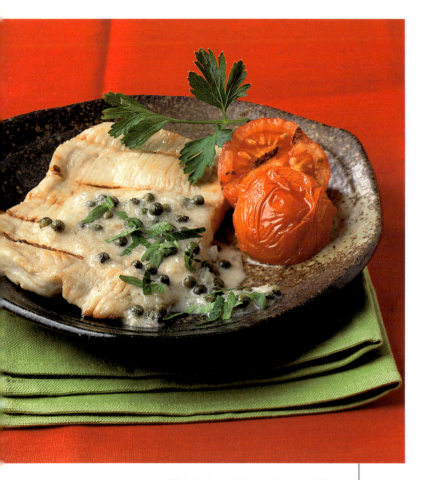

Na endlich: Schnitzel! Natürlich nach GLYX-Art mit weißem Fleisch und schwarzem Pfeffer. Sein Alkaloid Piperin regt die Verdauung an. Der grüne Pfeffer ist übrigens unreifer Pfeffer mit mildem Geschmack.

► **Warme Küche**

## Pfeffer-Schnitzel mit Tomate

Für 1 Person

→ *1 Putenschnitzel (etwa 120 g)*
*Salz • schwarzer Pfeffer*
*2 kleine Strauchtomaten*
*1 Schalotte • 2 TL Olivenöl*
*75 ml Hühnerbrühe*
*2 EL saure Sahne*
*1 TL eingelegte grüne Pfefferkörner*
*3 Stängel Petersilie*
Eiweiß: 34 g • Kohlenhydrate: 4 g • Fett: 10 g

1. Das Schnitzel waschen, trockentupfen, halbieren, beidseitig salzen und pfeffern. Tomaten waschen und quer halbieren. Schalotte schälen und fein würfeln.

2. Eine Grillpfanne mit 1 TL Öl einpinseln, stark erhitzen. Schnitzelhälften darin von jeder Seite 3 Min. braten. Tomaten mit der Schnittfläche nach unten 3 Min. mitgaren. Beides herausnehmen und warm halten.

3. Das übrige Öl erhitzen, Schalotte darin glasig dünsten. Mit der Brühe ablöschen und in 3–4 Min. einkochen lassen. Vom Herd nehmen, saure Sahne unterrühren. Pfefferkörner abtropfen lassen und dazugeben. Putenschnitzel mit Sauce und Tomaten anrichten. Petersilie waschen, grob hacken und darüber streuen.

Carbs für Zähler: 0

**B E I L A G E :** 2 Scheiben Vollkorn-Baguette (60 g)
Carbs für Zähler: 20

**V A R I A N T E :** Den grünen Pfeffer zur Abwechslung mal durch kleine Kapern ersetzen.

▶ **Warme Küche**

## Überbackener Brokkoli

Für 1 Person

*150 g TK-Brokkoli*
*Salz*
*1 große Tomate*
➜ *80 g Mozzarella*
*schwarzer Pfeffer*
*Muskatnuss, frisch gerieben*
*2 TL Zitronensaft*
*1/2 Bund Petersilie*

Eiweiß: 21 g • Kohlenhydrate: 8 g • Fett: 13 g

**1.** Brokkoli in kochendes Salzwasser geben und bei schwacher Hitze in 10 Min. garen. Abgießen, dabei 3 EL Kochflüssigkeit auffangen. Brokkoli abtropfen lassen.

**2.** Backofen auf 220° vorheizen. Die Tomate waschen, vierteln, entkernen und in kleine Würfel schneiden. Mozzarella ebenfalls klein würfeln. Brokkoli in kleine Röschen teilen, mit Tomaten- und Mozzarellawürfeln vermischen. Mit Salz, Pfeffer, Muskat und Zitronensaft würzen. In eine Gratinform geben, mit der abgenommenen Kochflüssigkeit beträufeln. Im heißen Ofen (Mitte, Umluft 200°) 15 Min. überbacken.

**3.** Petersilie waschen und trockenschütteln, die Blättchen hacken und über das Gratin streuen.

Carbs für Zähler: 0

**B E I L A G E :** 2 kleine Pellkartoffeln (etwa 100 g)

Carbs für Zähler: 20

**T I P P :** Statt Tomate 75 g gekochten Schinken ohne Fettrand würfeln.

**SPEZIAL-TIPP**

### UND JETZT?

Sie sind heute am letzten Tag dieses Vier-Wochen-Programms angekommen. Und jetzt? Weitermachen wie vorher? Nein, Sie haben in den letzten 28 Tagen viel gelernt. Sie kennen die Bedürfnisse Ihres Körpers, wissen, was er täglich braucht. Ab morgen tragen Sie selbst die Verantwortung für Ihr Projekt »schlankes, glückliches und langes Leben«. Machen Sie, wie zu Beginn Ihrer Ernährungsumstellung, gleich einen Termin beim Arzt aus und lassen sich erneut durchchecken. Wie sehen jetzt Ihre Blutwerte aus? Wetten, dass das Ergebnis Sie so motiviert, dass Sie weitermachen? Hier noch mal die wichtigsten 10 GLYX-Ratschläge:

- Obst und Gemüse spielen die erste Geige.
- Achten Sie auf genügend Eiweiß.
- Wählen Sie bei Fleisch und Wurst Qualität und magere Varianten.
- Geben Sie pflanzlichen Ölen den Vorzug (Oliven-, Raps-, Lein- und Nussöl)
- Essen Sie täglich 20 g Nüsse und Samen, 2-mal pro Woche fetten Seefisch.
- Trinken Sie stündlich Ihr Glas Wasser.
- Die Beilage schließt in Zukunft Ihre Mahlzeit ab – so brauchen Sie nur eine kleine Portion.
- Halten Sie in Ihrer Küche die 70/30-Regel für viereckiges Essen aufrecht.
- Bewegen Sie sich täglich.
- Machen Sie sich keinen Stress.

Und genießen Sie jeden Augenblick!

# Die Glyx-Vorratsliste

Zum Teil ist Kochen eine logistische Kunst. Planen entstresst. Bevor Sie einkaufen gehen, diese Liste kopieren, eintragen, was im GLYX-Vorrat fehlt.

## KRÄUTER

- Basilikum
- Dill
- Kresse
- Minze
- Oregano
- Petersilie
- Rosmarin
- Schnittlauch
- Thymian

## KONSERVEN

- Artischockenherzen
- Bohnen weiß/braun
- Cornichons
- Gemüsefond
- Hühnerfond
- Kapern
- Kichererbsen
- Kokosmilch
- Linsen
- Meerrettich
- Oliven, schwarz/grün
- Pfefferkörner, grün
- Sardellenfilets
- Tomaten geschält/gehackt/passiert
- Tomaten, getrocknet
- Tomatenmark
- Tunfisch, naturell

## TK-PRODUKTE

- Beeren, gemischt
- Bohnen, grün
- Brokkoli
- Brombeeren
- Erdbeeren
- Garnelen, roh
- Gemüsemischung, italienisch
- Heidelbeeren
- Himbeeren
- Kräuter
- Sauerkirschen
- Spinat, gehackt
- Suppengemüse
- Suppengrün

## GETRÄNKE

- Apfelsaft
- Espresso
- Karottensaft
- Mineralwasser
- Obstsäfte
- Weißwein (trocken)

## MILCH & MILCHPRODUKTE

- Buttermilch
- Crème fraîche
- Dickmilch
- Frischkäse, körnig
- Kefir
- Magerquark
- Milch
- Molke
- Naturjoghurt
- Ricotta
- Saure Sahne

## EIER & KÄSE

- Eier
- Emmentaler
- Feta
- Gouda
- Gorgonzola
- Mozzarella
- Parmesan
- Roquefort
- Ziegenfrischkäse

## GETREIDE & HÜLSENFRÜCHTE

- Basmati-(Natur)reis
- Berglinsen, grün
- Bulgur
- Hafer, ganz
- Haferflocken, kernig
- Haferflocken, zart
- Hartweizen, vorgegart
- Glasnudeln
- Linsen, rot
- Naturreis
- Naturreis, parboiled
- Pasta aus Hartweizen/Vollkorn
- Spinat-Tagliatelle
- Weizenkeime
- Weizen-Vollkorngrieß
- Weizen-Vollkornmehl

## KERNE & NÜSSE

- Cashewkerne
- Haselnüsse
- Kürbiskerne
- Leinsamen
- Mandelblättchen
- Mandeln
- Pinienkerne
- Pistazienkerne
- Sesam
- Sonnenblumenkerne
- Walnüsse

## GEWÜRZE

- Cayennepfeffer
- Currypulver
- Currypaste, indisch
- Fischsauce
- Gewürznelken
- Hühnerbrühe, Instant
- Ingwer, gemahlen
- Kräuter der Provence
- Lorbeer
- Muskatnuss
- Oregano, getrocknet
- Paprikapulver, edelsüß/rosenscharf
- Pesto
- Pfeffer, schwarz
- Sambal oelek
- Sojasauce, hell
- Senf, scharf/körnig
- Stein-/Meersalz
- Tabasco
- Vanilleschote
- Worcestersauce
- Zimt, gemahlen
- Zimtstange

# DIE GLYX-VORRATSLISTE

## ESSIGE & ÖLE

- Apfelessig
- Aceto balsamico
- Aceto balsamico bianco
- Leinöl
- Olivenöl
- Rapsöl
- Rotweinessig
- Sesamöl
- Walnussöl
- Weißweinessig

## SÜSSMITTEL

- Ahornsirup
- Akazienhonig
- Bitterschokolade mit mind. 70% Kakao
- Fruchtzucker
- Kakaopulver
- Korinthen
- Softpflaumen
- Trockenfrüchte
- Vollrohrzucker

## BROT & BRÖTCHEN

- Dinkelbrötchen
- Pumpernickel
- Roggen-Sauerteigbrot
- Roggen-Vollkornbrot
- Roggen-Vollkornbrötchen
- Vollkornschrotbrot

## FISCH & MEERESFRÜCHTE

- Doraden
- Garnelen, roh geschält
- Kabeljaufilet
- Lachsfilet
- Matjesfilet
- Miesmuscheln
- Räucherforelle
- Räucherlachs
- Räuchermakrele
- Rotbarschfilet
- Schollenfilet

## FLEISCH, GEFLÜGEL & AUFSCHNITT

- Bündner Fleisch
- Hähnchenbrustfilet
- Hähnchenbrust, gegart
- Kalbschnitzel
- Kaninchenkeulen
- Lammfilet
- Parmaschinken
- Putenbrustfilet
- Putenschnitzel
- Putenbrust, gegart
- Roastbeef
- Rinderfilet
- Tatar

## NATURKOST(LADEN)

- Amaranth
- Apfeldicksaft
- Birnendicksaft
- Erdnussmus
- Frutilose
- Gemüsefond
- Hefeflocken
- Instant-Gemüsebrühe (ohne Glutamat)
- Johannisbrotkernmehl
- Mandelmus
- Quinoa
- Räuchertofu
- Sanddorn-Vollfrucht mit Honig
- Seidentofu
- Sojadrink, ungesüßt
- Sojajoghurt, natur
- Sojasauce (Shoyu)
- Tofu, fest
- Tomatenketchup
- Vanille, gemahlen

## GEMÜSE

- Alfalfasprossen
- Aubergine
- Austernpilze
- Avocados
- Blattspinat
- Blumenkohl
- Bohnen, grün
- Brokkoli
- Champignons
- Chicorée
- Chilischoten, rot
- Chinakohl
- Feldsalat
- Fenchel
- Frühlingszwiebeln
- Ingwer
- Kirschtomaten
- Kohlrabi
- Kartoffeln
- Knoblauch
- Kopfsalat
- Lauch
- Linsensprossen
- Mangold
- Minigurken
- Mini-Romanasalat
- Möhren
- Mungobohnensprossen
- Paprikaschoten, bunt
- Peperoni, rot
- Radicchio
- Radieschen
- Radieschensprossen
- Rucola
- Salatgurke
- Sauerkraut
- Schalotten
- Shiitake-Pilze
- Spargel, weiß
- Spitzpaprika
- Staudensellerie
- Suppengrün
- Tomaten
- Weißkohl/Spitzkohl
- Zucchini
- Zuckerschoten
- Zwiebeln

## OBST

- Äpfel
- Aprikosen
- Bananen/Babybananen
- Birnen
- Brombeeren
- Erdbeeren
- Grapefruits, rosa
- Heidelbeeren
- Himbeeren
- Honigmelone
- Kiwis
- Limetten
- Mandarinen
- Mango
- Nektarinen
- Orangen
- Papaya
- Passionsfrucht
- Pfirsiche
- Pflaumen
- Zitronen, unbehandelt
- Weintrauben, grün

# GLYX-Know-how

| Lebensmittel | Eiweiß in g | Fit-Fett in g | GLYX-Carbs |
|---|---|---|---|
| **Süße und saure Früchte** | | | |
| Ananas, frisch (125 g) | 1 | 0 | 15 |
| Ananas, Dose, gezuckert (125 g) | 0 | 0 | 20 |
| 1 kleiner Apfel (100 g) | 0 | 0 | 10 |
| 2 Aprikosen (50 g) | 0 | 0 | 4 |
| 3 Aprikosen, getrocknet (25 g) | 1 | 0 | 10 |
| 1 Avocado (200 g) | 4 | 47 | 1 |
| 1 etwas grüne Banane (100 g) | 1 | 0 | 20 |
| Beeren (125 g) | 1 | 1 | 10 |
| 1 kleine Birne (100 g) | 1 | 0 | 10 |
| 3 Datteln, getrocknet (25 g) | 1 | 0 | 15 |
| 2 Feigen (100 g) | 1 | 1 | 15 |
| 2 Feigen, getrocknet (40 g) | 2 | 1 | 25 |
| Kirschen, sauer (125 g) | 1 | 1 | 10 |
| Kirschen, süß (125 g) | 1 | 0 | 15 |
| 1 Kiwi (100 g) | 1 | 1 | 10 |
| 1/2 Mango (125 g) | 1 | 1 | 15 |
| 1 Nektarine (125 g) | 1 | 0 | 15 |
| 3 Pflaumen (100 g) | 1 | 0 | 10 |
| 4 Pflaumen, getrocknet (25 g) | 1 | 0 | 15 |
| 2 TL Rosinen (15 g) | 0 | 0 | 10 |
| Wassermelone (125 g) | 1 | 0 | 10 |
| Weintrauben (125 g) | 1 | 0 | 20 |
| Zitrusfrüchte (125 g) | 1 | 0 | 1 |
| **Gemüse und Hülsenfrüchte** | | | |
| 1 große Artischocke (150 g) | 4 | 0 | 4 |
| 1 Aubergine (150 g) | 2 | 0 | 4 |
| Blattsalate (150 g) | 2 | 0 | 2 |
| Bohnen, weiß, gekocht (125 g) | 11 | 1 | 20 |
| Kichererbsen, gegart (125 g) | 9 | 3 | 20 |
| Kürbis (200 g) | 3 | 0 | 10 |
| Linsen, gegart (125 g) | 7 | 0 | 15 |
| 2 Möhren, gekocht (150 g) | 1 | 0 | 10 |
| 2 Möhren, roh (150 g) | 1 | 0 | 10 |
| 6 Oliven, grün, mariniert (30 g) | 1 | 4 | 1 |
| 1 rote Paprika (150 g) | 2 | 1 | 10 |
| Pilze, frisch (200 g) | 4 | 1 | 2 |
| Rote Bete, gekocht (150 g) | 2 | 0 | 10 |
| Saubohnen, getrocknet (40 g) | 9 | 1 | 15 |
| Sauerkraut (150 g) | 2 | 0 | 4 |
| Sojasprossen (30 g) | 2 | 0 | 2 |
| Spargel (350 g) | 7 | 1 | 5 |

| Lebensmittel | Eiweiß in g | Fit-Fett in g | GLYX-Carbs |
|---|---|---|---|
| Spinat (150 g) | 4 | 0 | 1 |
| 2 Tomaten (150 g) | 1 | 0 | 4 |
| 1 kleiner Zucchino (150 g) | 2 | 1 | 3 |
| 1 Zwiebel (50 g) | 1 | 0 | 2 |
| **Eier, Milch- & Sojaprodukte** | | | |
| 1 Ei (60 g) | 8 | 7 | 0 |
| Feta, 45% Fett i. Tr. (30 g) | 5 | 6 | 0 |
| Hüttenkäse (30 g) | 4 | 1 | 1 |
| Käse bis 30 % Fett i. Tr. (30 g) | 9 | 5 | 0 |
| Joghurt, 3,5 % Fett (150 g) | 5 | 6 | 5 |
| Joghurt, 3,5 %Fett, mit Fruchtzubereitung (150 g) | 4 | 5 | 20 |
| Mozzarella (60 g) | 11 | 9 | 0 |
| 1 EL Sahne, 30 % Fett (15 g) | 1 | 5 | 1 |
| Sojajoghurt, natur (125 g) | 6 | 3 | 4 |
| Tofu (100 g) | 16 | 9 | 1 |
| Vollmilch, 3,5 % Fett (200 ml) | 7 | 7 | 10 |
| 1 Ecke Weichkäse, 70 % Fett (30 g) | 4 | 12 | 0 |
| **Fisch & Meeresfrüchte** | | | |
| Fischstäbchen, paniert (150 g) | 21 | 29 | 20 |
| Forelle (180 g) | 43 | 5 | 0 |
| Garnelen (100 g) | 20 | 2 | 1 |
| Scholle (200 g) | 34 | 2 | 0 |
| Lachs, geräuchert (75 g) | 21 | 15 | 0 |
| Tunfisch im eigenen Saft (60 g) | 12 | 9 | 0 |
| **Geflügel, Fleisch, Wurst & Wild** | | | |
| Bündner Fleisch / Rauchfleisch (30 g) | 11 | 3 | 0 |
| Geflügelwurst, mager (30 g) | 6 | 3 | 0 |
| 1 Hamburger (105 g) | 13 | 9 | 30 |
| 1 Hühnerbrustfilet ohne Haut (150 g) | 35 | 1 | 0 |
| Kalbsfilet (180 g) | 36 | 6 | 0 |
| Kochschinken (30 g) | 7 | 1 | 0 |
| Lachsschinken (30 g) | 10 | 2 | 0 |
| Lammfilets (180 g) | 37 | 6 | 0 |
| Rehkeule (150 g) | 32 | 2 | 0 |
| Rinderfilet (120 g) | 25 | 5 | 0 |
| Salami (30 g) | 6 | 10 | 0 |
| Schinken, roh, mit Fettrand (30 g) | 10 | 5 | 0 |
| Schinken, roh, ohne Fettrand (30 g) | 7 | 1 | 0 |
| Schweinefilet (150 g) | 33 | 3 | 0 |

# DIE GLYX-LEBENSMITTELLISTE

| Lebensmittel | Eiweiß in g | Fit-Fett in g | GLYX-Carbs |
|---|---|---|---|
| 1 Schweineschnitzel, paniert, gebraten (240 g) | 44 | 29 | 20 |
| **Müslis, Flocken & Getreide** | | | |
| 1 EL Buchweizen (15 g) | 2 | 0 | 10 |
| 4 EL Bulgur (40 g) | 5 | 1 | 30 |
| 5 EL Cornflakes (30 g) | 2 | 1 | 25 |
| 1 EL Dinkelschrot (15 g) | 2 | 1 | 10 |
| 2 EL Haferkleie mit Keim (20 g) | 4 | 2 | 10 |
| 1 EL Hirse (15 g) | 1 | 2 | 10 |
| 1 EL Leinsamen (15 g) | 4 | 6 | 0 |
| 3 EL Müsli o. Zucker (30 g) | 4 | 5 | 15 |
| 1 EL Roggenvollkornmehl (15 g) | 2 | 0 | 10 |
| 1 EL Weizenmehl, Type 405 (15 g) | 2 | 0 | 10 |
| 1 EL Weizenvollkornmehl (15 g) | 2 | 0 | 10 |
| **Brot & Gebäck** | | | |
| 2 Scheiben Baguette (40 g) | 3 | 1 | 20 |
| 1 Croissant (70 g) | 5 | 23 | 30 |
| Mischbrot, 1 Scheibe (40 g) | 2 | 0 | 20 |
| Pumpernickel, 1 Scheibe (40 g) | 3 | 0 | 15 |
| Roggenbrot mit Sauerteig, 1 Scheibe (40 g) | 2 | 0 | 20 |
| 1 Roggen-Vollkornbrötchen (60 g) | 4 | 1 | 30 |
| Sahnetorte, 1 Stück (120 g) | 5 | 25 | 30 |
| Vollkornbrot, 1 Scheibe (40 g) | 3 | 4 | 10 |
| Vollkornknäcke, 2 Scheiben (30 g) | 3 | 1 | 20 |
| Vollkorntoast, 1 Scheibe (25 g) | 1 | 1 | 10 |
| 1 Weizenbrötchen (45 g) | 3 | 1 | 25 |
| **Beilagen** | | | |
| Bratkartoffeln (215 g) | 5 | 16 | 40 |
| Kartoffelpüree (200 g) | 5 | 6 | 25 |
| Langkornreis, weiß (roh, 40 g) | 3 | 0 | 30 |
| Naturreis, parboiled (roh, 40 g) | 4 | 1 | 30 |
| Pasta, al dente (roh, 40 g) | 8 | 1 | 35 |
| Pasta, weich gekocht (roh, 40 g) | 8 | 1 | 35 |
| 2 kleine Pellkartoffeln (80 g) | 1 | 0 | 15 |
| 1 kleine Tüte Pommes frites (80 g) | 14 | 17 | 35 |
| Vollkornnudeln, roh (40 g) | 7 | 1 | 30 |
| Wildreis, roh (40 g) | 5 | 0 | 30 |

| Lebensmittel | Eiweiß in g | Fit-Fett in g | GLYX-Carbs |
|---|---|---|---|
| **Süßen & süße Aufstriche** | | | |
| 1 TL Ahornsirup (7 g) | 0 | 0 | 5 |
| 1 TL Akazienhonig (7 g) | 0 | 0 | 5 |
| 1 TL Apfel-, Birnendicksaft (7 g) | 0 | 0 | 5 |
| 1 TL Fruchtaufstrich o. Zucker (15 g) | 0 | 0 | 5 |
| 1 TL Fruchtzucker (Fructose) (5 g) | 0 | 0 | 5 |
| 2 TL Konfitüre (15 g) | 0 | 0 | 10 |
| 1 gehäufter TL Nuss-Nougat-Creme (15 g) | 1 | 5 | 10 |
| 1 TL Zucker, weiß (5 g) | 0 | 0 | 5 |
| **Knabbern & Naschen** | | | |
| 1 Rippe Bitterschokolade mind. 70% Kakao (20 g) | 2 | 9 | 5 |
| Eiscreme, 1 große Kugel (75 g) | 2 | 9 | 25 |
| Fruchteis ohne Zucker (75 g) | 3 | 2 | 15 |
| Kartoffelchips (50 g) | 3 | 19 | 20 |
| Nüsse, gemischt (30 g) | 8 | 14 | 2 |
| Popcorn, salzig (40 g) | 4 | 2 | 25 |
| 1 Schoko-Karamell-Riegel (60 g) | 2 | 11 | 40 |
| Studentenfutter (30 g) | 4 | 8 | 15 |
| **Getränke** | | | |
| Apfelsaftschorle, 1:3 (200 ml) | 0 | 0 | 5 |
| Bier (330 ml) | 2 | 0 | 10 |
| Cola-, Limogetränke (200 ml) | 0 | 0 | 20 |
| Fruchtsaft, frisch gepresst (200 ml) | 0 | 1 | 15 |
| Fruchtsaftgetränk, gezuckert (200 ml) | 0 | 0 | 25 |
| Karottensaft, frisch gepresst (200 ml) | 1 | 0 | 10 |
| Mineralwasser, Tee & Kaffee (200 ml) | 0 | 0 | 0 |
| Rote-Bete-Saft (200 ml) | 3 | 0 | 20 |
| Rotwein, trocken (200 ml) | 0 | 0 | 5 |
| Tomatensaft (Flasche) (200 ml) | 2 | 0 | 4 |
| Weißwein trocken (200 ml) | 0 | 0 | 1 |

→ *Halten Sie sich an den Schlank-&-Fit-Faktor:*

**Grün** – viel essen
**Gelb** – in Maßen genießen
**Rot** – in Miniportionen erlaubt. Dazu gibt's, auch nach dem Ampelprinzp bewertet, Carbs (Kohlenhydrate ohne Ballaststoffe). Fett-Gehalt in Gramm pro Portion.

→ *Kohlenhydrate sind für Zähler in 5er -Schritten gerundet.*

# Rezeptregister

# Bücher & Adressen

## Bücher, die weiterhelfen

Bauhofer Dr. med., Ulrich: Souverän und gelassen durch Ayurveda. Südwest, München

Der Brockhaus Ernährung – gesund essen, bewusst leben. Brockhaus, Mannheim

Fröhlich, Susanne: Moppel-Ich. Krüger, Frankfurt

Gallo, Fred P.: Handbuch der Energetischen Psychotherapie, VAK Verlag, Kirchzarten

Grillparzer, Marion: Die GLYX-Diät. – GLYX-Kochbuch. – GLYX-Kompass. – GLYX-Backen. – GLYX-Diät für Berufstätige. – Das große GLYX-Kochbuch. – Meine GLYX-Zahlen. Alle Titel: Gräfe und Unzer, München

Grillparzer, Marion: Die magische Kohlsuppe. Gräfe und Unzer, München

Grillparzer, Marion: Mini-Trampolin. Gräfe und Unzer, München

Grimm, Hans-Ulrich: Die Suppe lügt. Klett-Cotta, Stuttgart

Hudak, Renate: Kräuter. Gräfe und Unzer, München
Kieser, Werner: Ein starker Körper kennt keinen Schmerz. Heyne, München

Leitzmann, Claus, u. a.: Vollwert-Ernährung. Haug, Stuttgart

Neumann, Bernd: Sanft und natürlich entgiften. Droemer/Knaur, München

Schutt, Karin: Ayurveda – sich jung fühlen ein Leben lang. Gräfe und Unzer, München

Strunz, Ulrich Th.: Forever young - Das Leichtlaufprogramm. Gräfe und Unzer, München

Thich Nhat Hanh: Das Wunder der Achtsamkeit - Einführung in die Meditation. Theseus-Verlag, Berlin

Tschirner, Thorsten: 8 Minuten sind genug! Gräfe und Unzer, München
Infos online

## GLYX-Diät-Forum im Internet:

www.die-glyx-diaet.de
Salto vitale-Forum im Internet:
www.salto-vitale.de

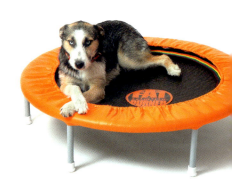

# GLYX-DIÄT

*schlank und fit mit Genuss*

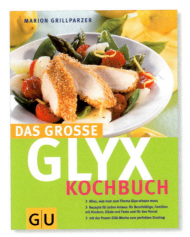

ISBN (10)    3-7742-8826-7
ISBN (13) 978-3-7742-8826-3
*192 Seiten* | € 19,90 [D]

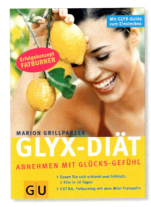

ISBN (10)    3-7742-5785-X
ISBN (13) 978-3-7742-5785-6
*208 Seiten* | € 16,90 [D]

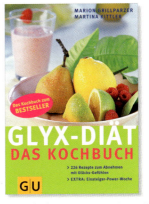

ISBN (10)    3-7742-6354-X
ISBN (13) 978-3-7742-6354-3
*144 Seiten* | € 12,90 [D]

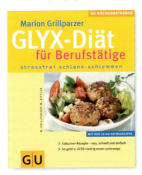

ISBN (10)    3-7742-7231-X
ISBN (13) 978-3-7742-7231-6
*64 Seiten* | € 7,50 [D]

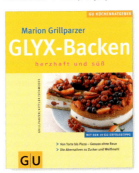

ISBN (10)    3-7742-8786-4
ISBN (13) 978-3-7742-8786-0
*64 Seiten* | € 7,50 [D]

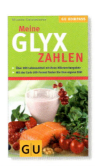

ISBN (10)    3-7742-8828-3
ISBN (13) 978-3-7742-8828-7
*128 Seiten* | € 6,90 [D]

*GLYX-niedrig essen ist das einfachste Konzept gegen die Sorge mit den Pfunden. Überzeugend, unkompliziert und wirkungsvoll.*

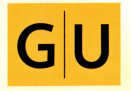

**Willkommen im Leben.**

# Infos & Impressum

## Die Autorin

**Marion Grillparzer** ist Oecotrophologin und entwickelte die GLYX-Diät. Wissenschaftlich fundiert beschreibt sie das GLYX-Prinzip als wirkungsvolle, praktikable Lebensphilosophie. Seit Jahren arbeitet sie zusammen mit Martina Kittler, die die GLYX-Philosophie in wunderbare Rezepte umsetzt. Neu im Bund: Cora Wetzstein, die mit ihrem Wissen und ihrer jugendlicher Begeisterung zum Entstehen des Buches beigetragen hat.

## Fotos mit Geschmack

Die Fotografinnen **Ulrike Schmid** und **Sabine Mader** sind seit Jahren ein eingespieltes Team. Die Liebe für gutes Essen und stimmungsvolles Ambiente spiegelt sich in ihren Bildern wider. Unterstützt wurden sie von Margit Proebst (Foodstyling).

## Bildnachweis

GU: Seite 5 und U4 (G. Gerster); Seite 161 (N. Olonetzky); Seite 17, 19 (M. Weber); Seite 142 (M. Wagenhan)
Alle übrigen Fotos:
Fotos mit Geschmack, München

## Dank

Für die Hilfe beim Entwickeln, Testen und Kochen danke ich Holle Bartosch (Sportwissenschaftlerin), Cora Wetzstein (Oecotrophologin), Tibor Trautmann (Psychologe) und Martina Kittler (Oecotrophologin).

Programmleitung: Doris Birk
Leitende Redakteurin: Birgit Rademacker
Redaktion: Tanja Dusy
Lektorat: Maryna Zimdars
Layout, Typografie und Umschlaggestaltung: Independent Medien Design, München
Satz: Christopher Hammond, München
Herstellung: Petra Roth
Reproduktion: Fotolito Longo, Bozen
Druck: Appl, Wemding
Bindung: Sellier, Freising

ISBN (10)    3-8338-0208-1
ISBN (13)  978-3-8338-0208-9

Auflage:    4.    3.    2.    1.
            09    08    07   2006

GRÄFE UND UNZER

Ein Unternehmen der
GANSKE VERLAGSGRUPPE

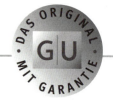

## DAS ORIGINAL MIT GARANTIE

**Ihre Meinung ist uns wichtig.** Deshalb möchten wir Ihre Kritik, gerne aber auch Ihr Lob erfahren. Um als führender Ratgeberverlag für Sie noch besser zu werden. Darum: Schreiben Sie uns! Wir freuen uns auf Ihre Post und wünschen Ihnen viel Spaß mit Ihrem GU-Ratgeber.

**Unsere Garantie:** Sollte ein GU-Ratgeber einmal einen Fehler enthalten, schicken Sie uns das Buch mit einem kleinen Hinweis und der Quittung innerhalb von sechs Monaten nach dem Kauf zurück. Wir tauschen Ihnen den GU-Ratgeber gegen einen anderen zum gleichen oder einem ähnlichen Thema um.

**GRÄFE UND UNZER VERLAG**
Redaktion Kochen & Verwöhnen
Postfach 86 03 25
81630 München
Fax: 089/41981-113
E-Mail: leserservice@ graefe-und-unzer.de